JN315011

実践編　関節痛は99%完治する
“腰痛”も“肩こり・首痛”“ひざ痛”もあきらめなくていい！

酒井慎太郎

GENTOSHA

はじめに

痛みには必ず原因があります。

腰痛、肩こり、首痛、ひざ痛……みなさんを悩ませている痛みも、突然降って湧いたわけではなく、必ず体のどこかに原因があるのです。それは、体の歯車が微妙にかみ合わなくなったのが原因なのかもしれませんし、長年の姿勢のクセなどの影響が少しずつ積み重なってしまったのが原因なのかもしれません。

みなさんは、ご自身が抱えている痛みの原因をご存じでしょうか。ひょっとして、そんなことなど深く追究せずに、目先の痛みに振り回されてはいないでしょうか。痛くなるたびにマッサージや鍼灸《しんきゅう》などに行って痛みをごまかしていたり、病院などへ行っても痛みが消えないために「もう治らないから仕方ない」とあきらめてしまったりしてはいないでしょうか。

そういう姿勢でいては、いつまでたっても根本解決には至りません。

たいていの痛みは、しかるべき原因に光を当て、しかるべき治療を行なえば、ちゃんと完治します。実際、私の治療院にいらっしゃる腰痛や首痛、ひざ痛の患者さんは、99％が完治しています。

あきらめる必要などまったくありません。

私は、東京の王子で「さかいクリニックグループ」という治療院を開業しています。私どもの治療院には、全国から痛みを抱えた大勢の患者さんがいらっしゃいます。スタッフ総出で1日に170人以上の患者さんを治療していますが、申し訳ないことに、予約をしていただいても、相当期間お待ちいただかなくてはなりません。中には、1年以上お待ちいただくケースも出てきています。痛みをこらえながらお待ちいただいている大勢の患者さんには、本当にお詫びをしたいような気持ちです。

もっとも、痛みというものは、じっとこらえているだけではいけません。自分から積極的に痛みの原因に向き合い、できるだけ自力で治していこうという姿勢が大切です。それに、私の得意とする治療法『関節包内矯正《かんせつほうないきょうせい》』は、セルフケアとして行なっても、ある程度の効果を上げることが可能です。このため、私は、治療を受けたくても受けられない方々のために、〝セルフケアに重点を置いた痛み解消の解説本〟をつくってみたいと、かねてから構想を練っていました。

その構想を実現したのが今回の本です。

私にとってこの本は、『腰痛は99%完治する』『肩こり・首痛は99%完治する』『ひざ痛は99%完治する』と続いてきたシリーズ3冊の総集編です。既刊本それぞれの要点をダイジェストで紹介するとともに、付録DVDをつけて、痛み解消のメソッドを目に見えるかたちで解説しています。文章の説明だけでは今ひとつ分かりづらかった体の動きなども、DVDなら一目瞭然です。『簡易版・関節包内矯正』をはじめとしたセルフケアのやり方なども、DVDを見てすぐに取り組むことができるように分かりやすく紹介しています。

みなさん、これらを参考にして、ぜひご自身の痛みに向き合ってみてください。

痛みは逃げ回っているとつきまとってくるものですが、まっとうな手順を踏んでこちらから働きかければすごすごと退散していくもの。

だから、あきらめずに痛みに向き合い、立ち向かってみてください。

腰痛も、肩こり・首痛も、ひざ痛も、あきらめなくていいのです。これからのみなさんのチャレンジによって、ひとりでも多くの方が痛みに別れを告げられることを私は切に願っています。

酒井慎太郎

目次

Part 1 『関節包内矯正』とは？

Part 2

腰痛は99%完治する

Part 3

肩こり・首痛は99％完治する

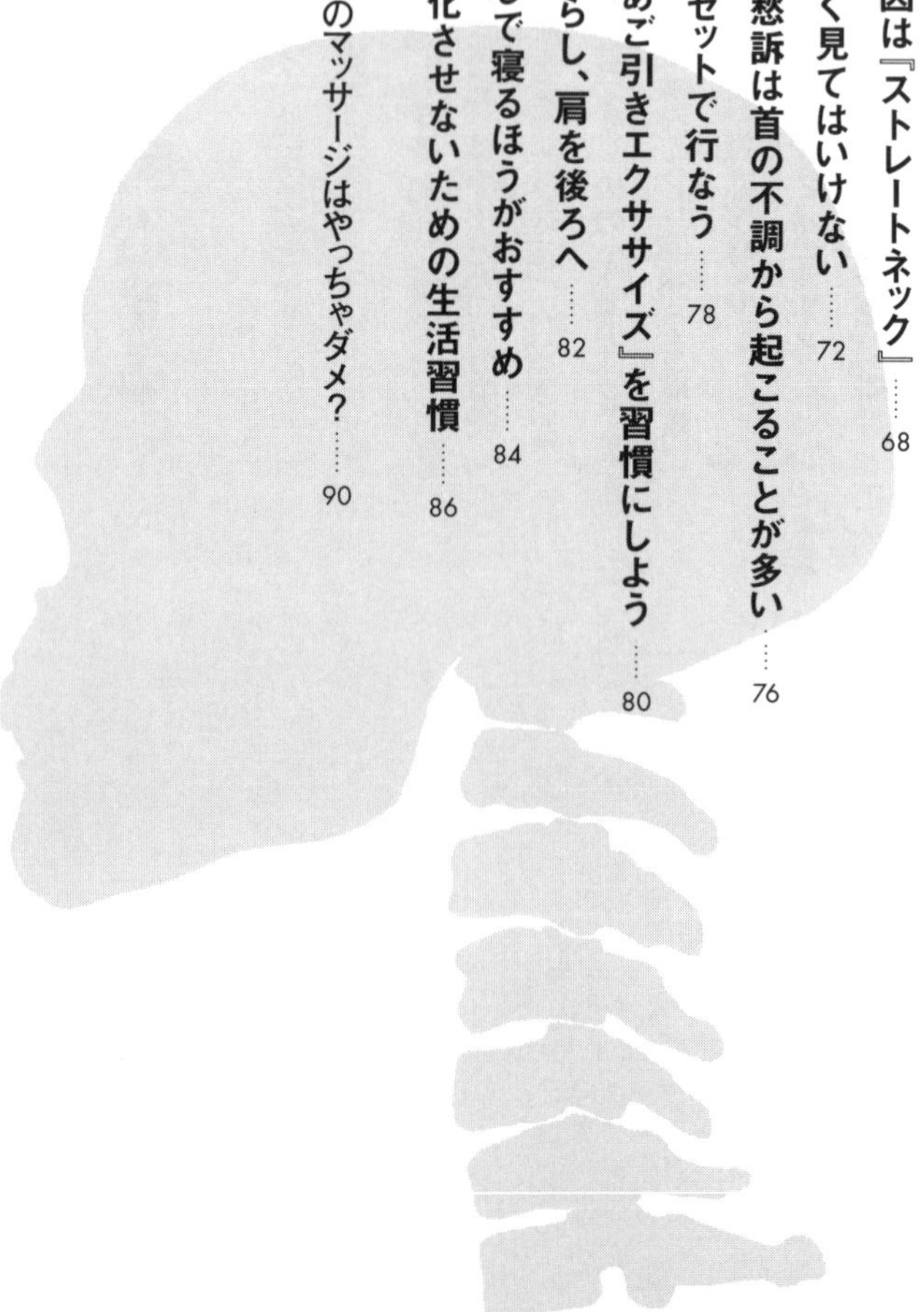

Part 4

ひざ痛は99%完治する

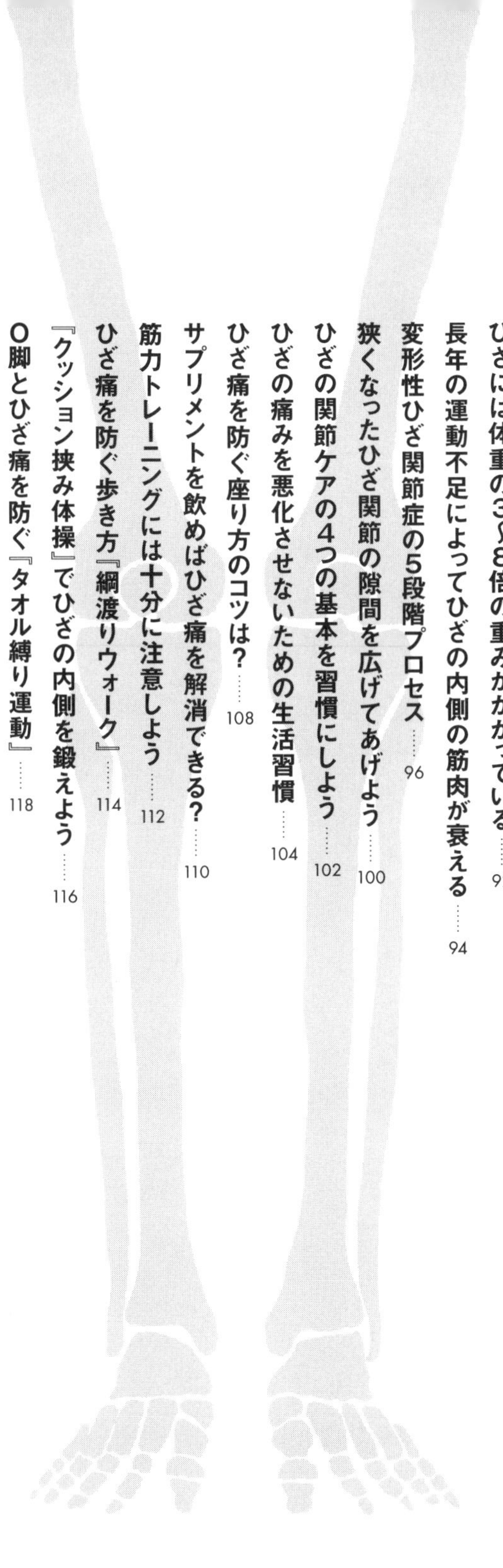

Part

1

『関節包内矯正』とは?

人は関節が動くからこそ活動できる

人間には200個以上の骨があり、それらの骨が400個以上あるとされる関節でつながれています。

関節は、人を動かす歯車のようなもの。頭のてっぺんから足の先まで、大小たくさんの歯車がかみ合い、連携してなめらかに動いているからこそ、私たちは日常の動作をスムーズに行なうことができているわけです。これらの歯車は、毎日あまりに当たり前に動いてくれているので、普段私たちは、関節の存在を意識すらしません。

しかし、これらの歯車のうちのどれかが錆《さ》びついてしまったり、動きが悪くなったりしたらどうなることでしょう。とたんに痛みやこりなどのトラブルが発生し、いつも通りの活動に支障が出てしまいます。

腰痛、首痛、肩こり、ひざ痛などを抱えているみなさんは、その不便さやつらさがよくお分かりのはず。多くの人は、関節という歯車がうまく動かなくなって、はじめて関節の大切さを思い知ることになります。

つまり、つらい痛みを解消するカギは、関節にあるのです。人は関節という歯車が動くからこそ活動できるもの。歯車の錆びつきをとり、動きをよくすれば、みなさんの体も再びなめらかに動き出すことでしょう。

痛みが現れやすい荷重関節

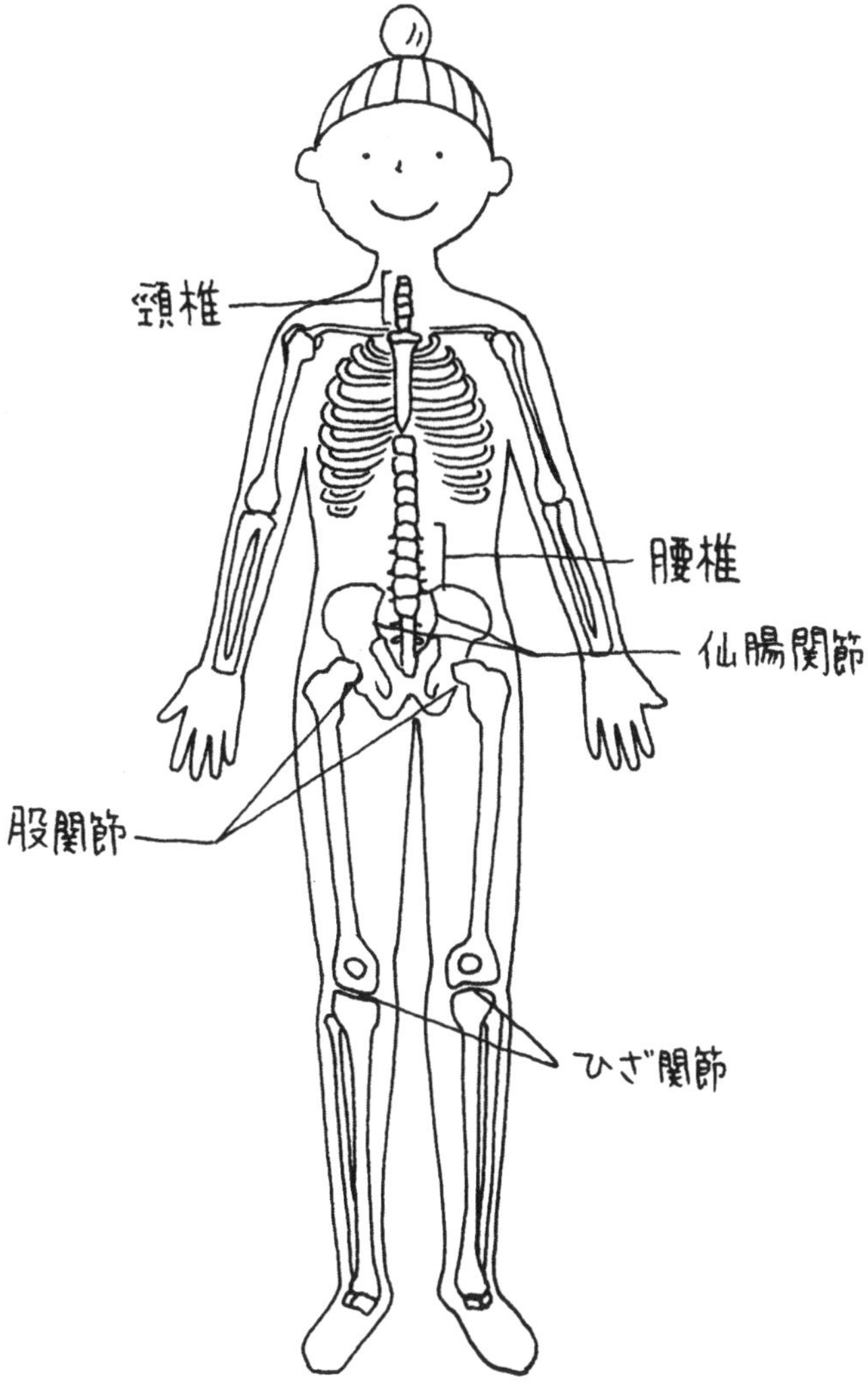

関節のひっかかりを解消すれば痛みは消える

私は、『関節包内矯正』というメソッドを治療の軸に据えています。これは簡単に言えば、〝関節のひっかかりをとって痛みを解消させる治療法〟です。

まず、関節の基本的な構造について説明しておきましょう。

関節は『関節包』という袋の中におさまって動いています。関節包内は潤滑液で満たされていて、その中で互いの骨同士が動くからこそ、すべるようなスムーズな動きがとれているわけです。

ところが、この関節包内の骨同士は、非常にひっかかりやすいのです。機械の歯車なども、ちょっとひっかかっただけで動きが悪くなり、全体の動きに影響を与えてしまいます。それと同じで、関節包内でもわずかでも骨同士がひっかかれば、とたんに動きが悪くなってしまうのです。

とりわけ、ひっかかった状態のまま関節が固まってしまうと、関節の可動域が狭くなって、しっくりしない動きになったり、ぎこちない動きになったりします。

ひとつの関節の動きが悪くなれば、周辺の筋肉や靭帯《じんたい》などにもストレスがかかりますし、連携する他の関節にも悪影響が及ぶことでしょう。手や足などが十分に上がらなく

●関節の構造

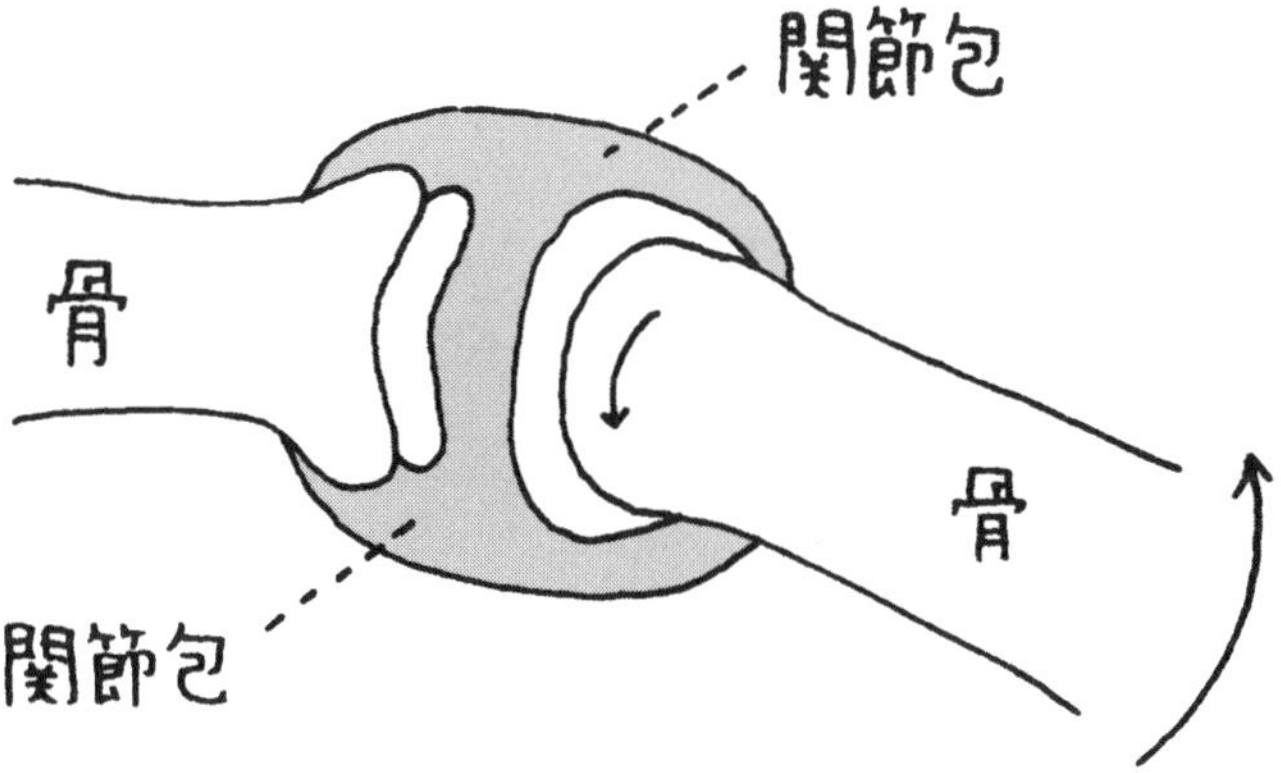

なったり、腕やひざが十分に曲がらなくなったりすることもあるかもしれません。
つまり、こうした悪循環がいくつも重なって、痛みやこりなどのトラブルが引き起こされることになるのです。
だから、痛みなどのトラブルを解消するには、そもそもの原因である関節のひっかかりをとり去って、骨同士が関節包内で再びなめらかに動くようにすればいい——それが、関節包内矯正の基本理論であるわけです。

強い力もかけないし、痛くない

関節包内矯正の治療は、手技によって行ないます。

手技というと、カイロプラクティックや整体などの激しい動きを連想する方もいるかもしれませんが、まったくそんなことはありません。患者さんが押されているかどうかさえ

図解で分かる！　関節包内矯正

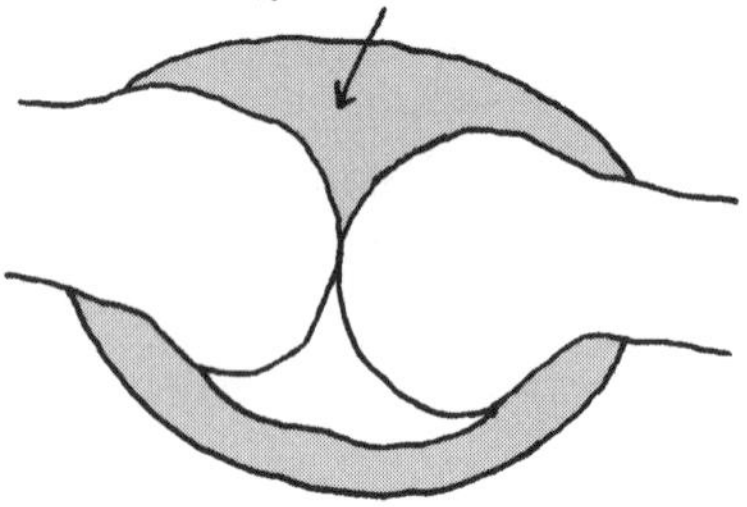

1

わずか数ミリ程度の関節のズレを触診で特定する。

分からないほどのマイルドな力しか加えません。もちろん、手技による痛みもほとんどありません。私どものように、関節包内矯正の知識と技術、経験を備えたプロであれば、大きな力を加えなくとも関節のひっかかりを解消させることができるのです。

これを説明するため、私がよく引き合いに出すのは、建てつけの悪い雨戸やサッシです。バランスの狂った引き戸は、力自慢の人が動かそうとしても、そう簡単には動いてくれないもの。でも、開けるコツを知っている人がやれば、力を込めなくてもスッと簡単に動くものです。

関節包内矯正は、この感覚に似ています。ひっかかった関節をどちらへ向けてどれくらいの力で動かせばいいかのコツが分かっているからこそ、患者さんに身体的負担をかけることなく、関節のなめらかな動きを取り戻す

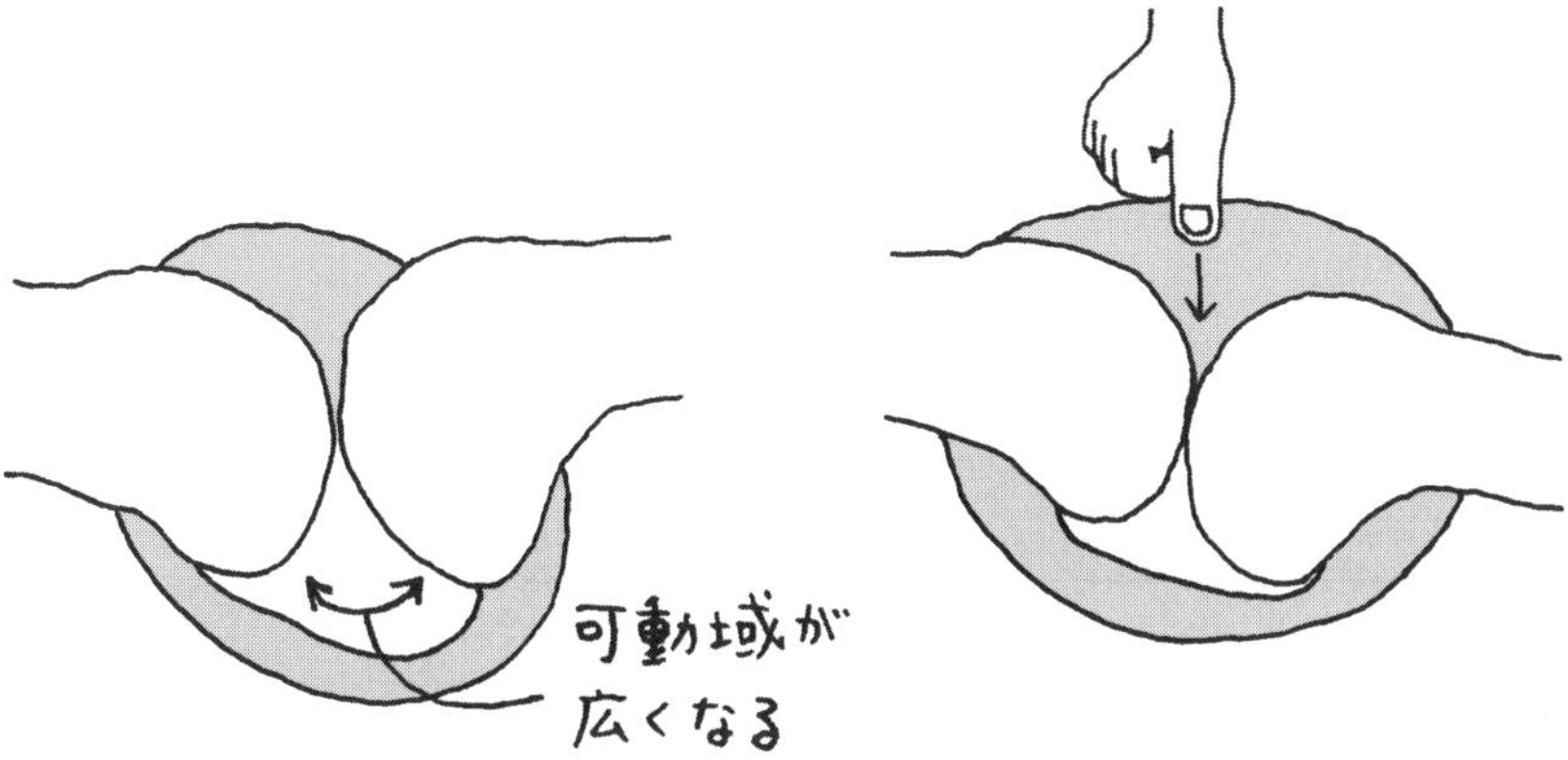

2 問題となる部位を肌の上から指で押し、関節を正常な位置に戻す。

3 関節のひっかかりが解消され、なめらかな動きを取り戻す。

ことができるのです。

長年の痛みが一発で解消することも

私の治療院に来られ、関節包内矯正を受けた患者さんは、たいていはその効果に驚かれます。どんな病院へ行っても治らなかった痛みや、何年、何十年も悩まされ続けてきた痛みがたちどころに緩和するわけですから、びっくりされるのも無理はありません。軽めの症状なら、1回の治療で治ってしまうこともあります。感激のあまり、涙を流される方もいらっしゃいます。

もっとも、先に触れたように、私の治療院でこれを受けていただくには、長い間お待ちいただかなくてはなりません。ただ、セルフケアは可能。セルフケア用の『簡易版・関節包内矯正』については、24～31ページでくわしくご紹介することにしましょう。

いちばんのポイントは骨盤の仙腸関節

ひっかかりなどの異常が起きやすい関節は、ある程度決まっています。

まず、体の重みがかかる荷重関節は要注意。頸椎《けいつい》、腰椎《ようつい》、骨盤、股関節《こかんせつ》、ひざ関節、足首の関節などは、体の荷重がまともにかかってくるため、しばしば異常が起こりやすいのです。それと、関節のひっかかりは、〝動きの大きな関節〟よりも〝動きの小さな関節〟に起きやすい傾向があります。動きが小さい関節だと、ひっかかりが生じても気づかないことが多く、異常をこじらせてしまうことが少なくないのです。

そんな荷重関節の中でも、とくに動きが小さく、非常にひっかかりやすい関節があるのです。

それが、骨盤の仙腸関節《せんちょうかんせつ》。

骨盤は1枚の大きな骨ではなく、腸骨《ちょうこつ》、仙骨《せんこつ》、坐骨《ざこつ》などのいくつもの骨が組み合わさって構成されています。仙腸関節は、骨盤中央の仙骨と、両脇の腸骨との間にある縦長の関節。その関節部分が前後左右に数ミリほど動くのです。

わずか数ミリの可動域とはいえ、この動きは体にとってとても重要な役割を果たしています。というのもこの関節は、体の重みや外部からの衝撃をやわらかに吸収して受け止め

骨盤の構造&仙腸関節の位置

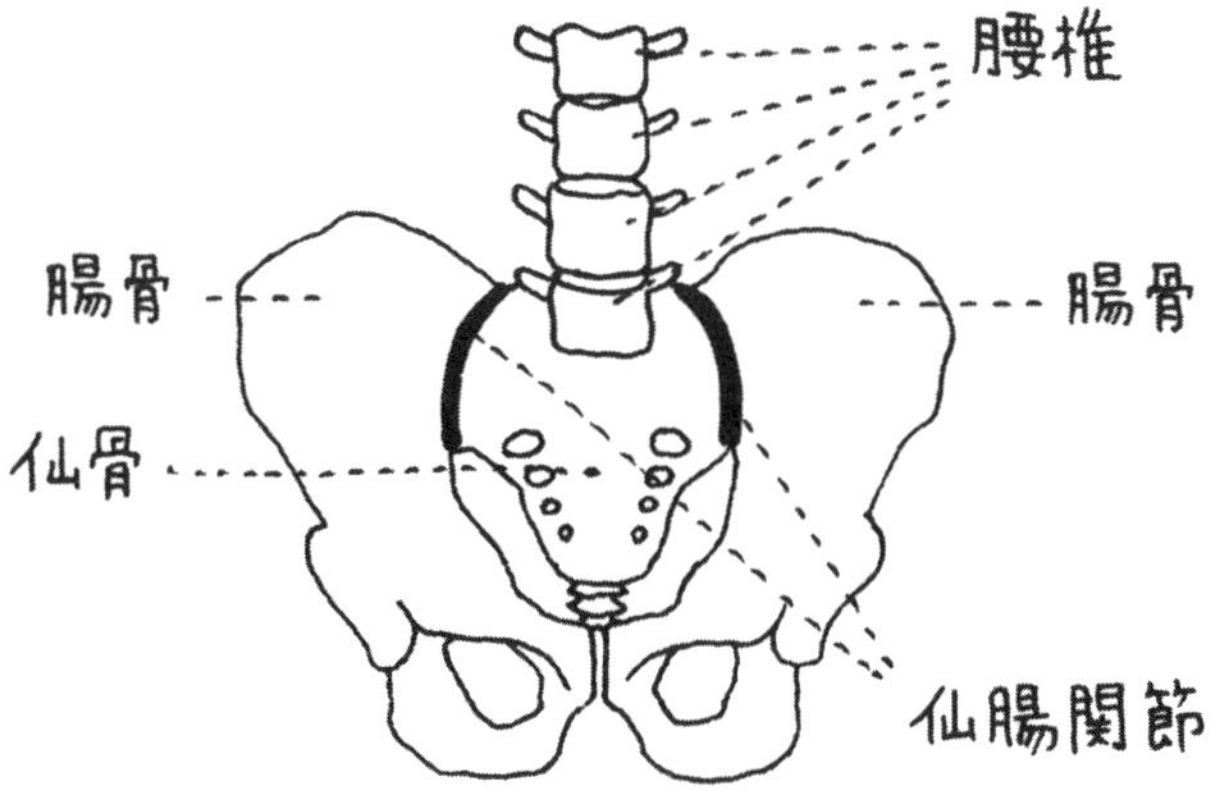

るクッションのような役を担っているのです。

この部分のクッション機能が正常に働いていれば、腰椎やひざ関節など、他の関節にかかってくる荷重や衝撃の負担はかなり軽減されます。反対に、関節にひっかかりが生じてクッション機能が低下すれば、他の関節が背負い込む負担が増大し、トラブルのもとになってしまう可能性があります。

体中の関節を動かすためのカギ

すなわち、仙腸関節という〝小さな歯車〟にひっかかりが生じると、他の大きな歯車にてきめんに悪影響が及んでしまうのです。ここは、体中の関節の動きのカギを握るもっとも重要なポイントと言っていいでしょう。

このため、普段の治療でも、仙腸関節のひっかかりを関節包内矯正でとることが、私のメインの仕事になっています。

仙腸関節はどうしてひっかかってしまうのか？

仙腸関節は非常にひっかかりやすく、機能異常を起こしやすい関節です。ひっかかっているのに気づかず、知らず知らずのうちに状態を悪化させてしまっている人も少なくありません。

では、ひっかかりが生じる原因は何か？

いちばんの原因は、〝長時間座っていること〟です。最近は、パソコンで仕事をするのが当たり前になり、とても多くの人が長時間のデスクワークを強《し》いられています。ずっと同じ姿勢で座り続けていれば、その間上半身の重みが仙腸関節にかかり続けることになります。だから、ひっかかりなどの異常が起こりやすくなるのです。

とりわけ、前かがみの姿勢をとっていると、骨盤が斜めに寝てしまうため、いっそう仙腸関節トラブルを引き起こしやすくなります。長時間の車の運転や手作業など、前かがみの姿勢をとることが多い人は要注意です。

日本人の8割は仙腸関節が不調

また、デスクワークや前かがみの姿勢に縁がなくとも、仙腸関節がひっかかってしまうこともあります。

たとえば、スポーツや事故などで衝撃を受けたとき。中でも強く尻もちをついたときが

仙腸関節がひっかかってしまう主な原因

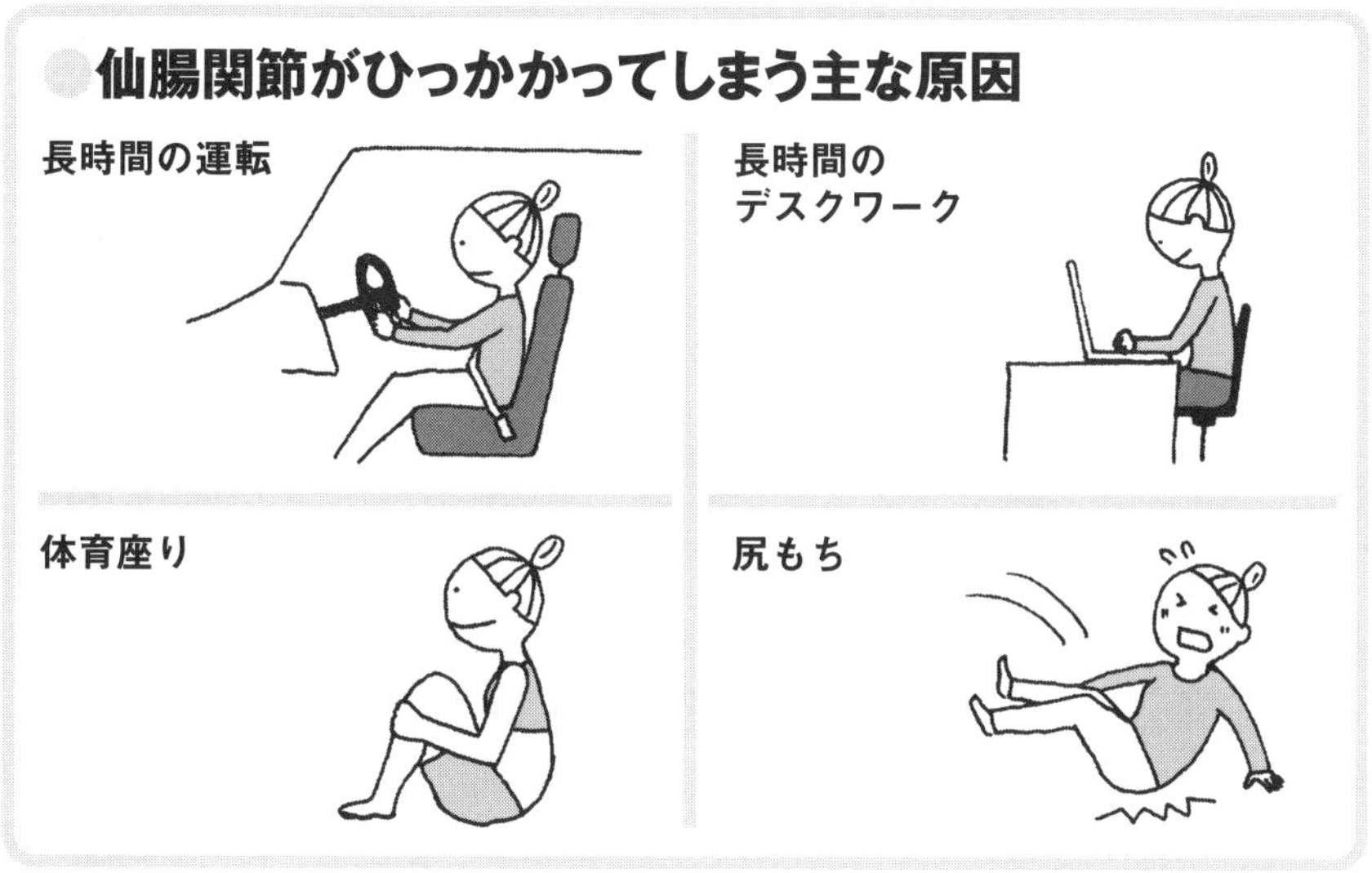
長時間の運転
長時間の
デスクワーク
体育座り
尻もち

危なく、スキーやスノーボードなどで転んでひっかかりができてしまうケースが目立ちます。また、自転車にお尻が痛くなるくらい長く乗る人も要注意。サドルで仙骨が圧迫される格好になるため、仙腸関節がずれて、ひっかかりやすくなるのです。さらに、子供がよくやる『体育座り』も、仙骨が押し込まれるため、習慣にするのはおすすめできません。

それと、女性に多いのが、出産を機にひっかかってしまうケース。分娩時に仙腸関節は大きく広がりますが、元の位置に戻る際にずれてしまうのです。ただし、この場合、もともとひっかかりがあったのが分娩を機にとれることもあります。

このように、もろもろの原因から仙腸関節にひっかかりを持っている人は多いと見られます。私は、日本人の8割方は、仙腸関節に不調を抱えているとさえ見ているのです。

関節の痛みがとれるだけでなく、うれしい健康効果も

関節の動きをよくして、腰痛や首痛、ひざ痛などの痛みをとることが私の仕事です。ところが、関節包内矯正によって関節がスムーズに動くようになると、痛みがとれるだけでなく、他にもさまざまな健康効果が現れてくるのです。その〝うれしい副作用〟をいくつか紹介しておきましょう。

7つの〝うれしい副作用〟

①血行がよくなる

仙腸関節には、上半身と下半身を結ぶ血管が集中しています。また、歩くたびに微妙に関節部が動くことで、下半身へ血液を送るポンプのような役割を果たしています。

ところが、仙腸関節にひっかかりがあると、血管が圧迫されるうえ、関節のポンプも十分に機能しません。おのずと、下半身の血行が停滞することになってしまいます。このため、関節包内矯正でひっかかりを解消すると、まるで堰《せ》き止められていたダムが開放されるように、血行が一気に回復するのです。

②体温が上昇し、冷え体質が治る

関節包内矯正をしていると、治療中多くの患者さんが「体がポカポカしてきた」とおっしゃいます。血行がいっせいに回復して、体のすみずみまで血が通うために、体温が上昇

するのです。中には、玉のような汗を吹き出す患者さんもいらっしゃいます。当然、冷え体質の悩みなど、一気に解消してしまいます。

③生理痛・生理不順の改善

血行がよくなって体温が上がると、子宮や卵巣の調子もよくなるのでしょう。性周期リズムが整い、生理痛や生理不順の悩みが解消されたという患者さんが数多くいらっしゃいます。中には、不妊に悩まれていた患者さんが、赤ちゃんに恵まれたケースもあります。

④胃腸の調子がよくなる

体温が上がり、血の巡りもよくなれば、内臓も活発に動くもの。胃や腸の調子もよくなって、胃弱・むかつき・吐き気・食欲不振・下痢などの悩みが解消されたという方も大勢いらっしゃいます。

⑤便秘が解消する

腸のぜん動運動が活発になるためか、便秘が解消したという声もよく聞きます。また、肌荒れやニキビ、吹き出物などの悩みが解消したという方もいらっしゃいます。

⑥無駄な脂肪が落ちる

仙腸関節がスムーズに動くようになると、関節の可動域が広がって、腸腰筋《ちょうようきん》などの体の深部にある筋肉がよく使われることになります。すると、筋肉による熱産生能力が向上して代謝がアップ。おなか回りの脂肪が燃やされることになります。結果、無駄な脂肪が落ちて、ダイエットになるのです。

⑦運動能力が向上する

仙腸関節の動きがよくなると、骨盤の可動域が広がり、運動のパフォーマンスが飛躍的にアップします。どんなスポーツでも、腰の動きは〝要〟になるもの。仙腸関節の動きがよくなれば、腰の動きがよくなり、体全体の動きがよくなるのです。

自分でできる『簡易版・関節包内矯正』

「痛みを少しでもやわらげるため、自分の力で関節のひっかかりをとったり、関節をゆるめたりすることはできないのか」——私はかなり以前より、多数の患者さんからこうしたリクエストをいただいていました。その声にお応えして編み出したのが『簡易版・関節包内矯正』です。

簡易版・関節包内矯正は、腰、首、ひざの3バージョンがあり、いずれも硬式テニスボールを使用します。いろいろ試行錯誤した結果、硬式テニスボールの大きさや硬さ、弾力性が関節刺激にいちばん適しているのです。

3バージョンをどれも試してみたい方は、3個のボールをご用意ください。そのうち2個はくっつけて〝腰・首肩用〟に、残った1個は〝ひざ用〟に使用します。〝腰・首肩用〟の2個は、左上図のように、上下左右にずれないよう、ガムテープなどで固定します。

これで準備はすべて完了。あとは、26ページからの簡易版・関節包内矯正のやり方に従ってください。

将来も痛みに悩まされないために

簡易版・関節包内矯正を行なうのは、朝晩の2回が基本。毎日の習慣にすれば、固まったりひっかかったりしていた関節が徐々に柔

腰・首肩用

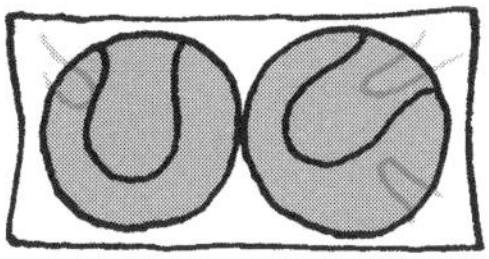

硬式テニスボール２個をぴったりくっつけて、ガムテープなどで固定する。

ひざ用

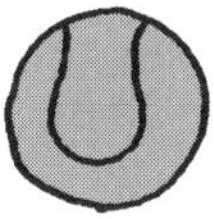

硬式テニスボール１個。

軟性を取り戻し、だんだん本来の動きができるようになります。みなさんの悩みの種の痛みやこりも、着実に軽減されていくはず。軽症段階の腰痛や首痛であれば、これだけで治ってしまう場合もあります。

　また、「とりあえず、今は痛くない」という人も、予防のために簡易版・関節包内矯正を行なうことをおすすめします。普段から関節をケアすることは、年をとってからも元気に動ける体をつくるための投資のようなもの。今のうちから腰、首、ひざの重要関節をやわらかくしておけば、10年後、20年後の将来、痛みで悩まされずに済むでしょう。

　それに、関節が軽やかに動けば、フットワークも軽くなり、心も体もはずんでくるもの。日々の関節ケアは、より若々しい体をキープするだけでなく、その人の毎日の暮らしを充実させることにつながるものなのです。

『腰の簡易版・関節包内矯正』をやってみよう

自分でできる　腰の簡易版・関節包内矯正

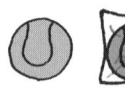

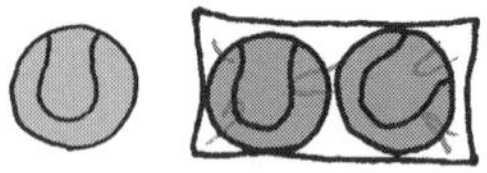

1 2個くっつけたテニスボールとひざ用の1個のテニスボールを用意する。

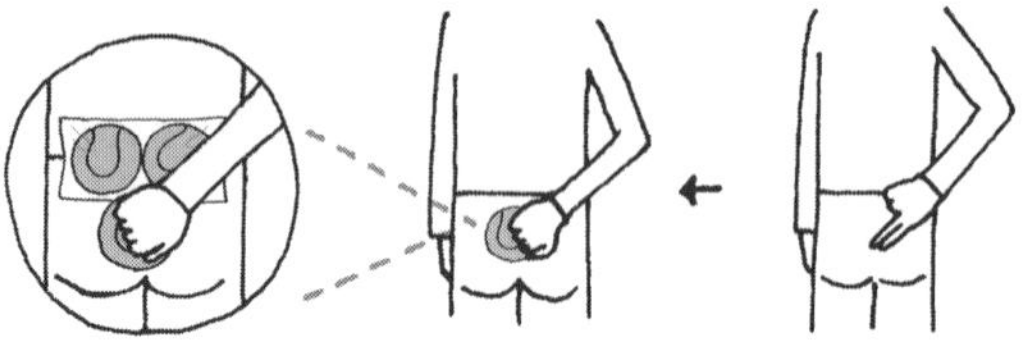

2 仙腸関節の位置を探す。まず、指先で尾骨の位置を探り、テニスボールを1個あてがう。その上に2個のテニスボールをセットすれば、仙腸関節に当たる。尾骨の位置に当てた1個のボールは外す。

『腰の簡易版・関節包内矯正』は、骨盤の仙腸関節をゆるめるエクササイズです。

まず、前のページでご用意いただいた〝2個のテニスボールをくっつけたもの〟をお尻の仙腸関節の位置に当てます。そして、ボールを当てたまま、畳やフローリングなどの硬くて平らな床の上に仰向《あおむ》けに寝そべってください。この際、枕は使ってはいけません。

きっと、腰と床に挟まれたボールの弾力によって、イタ気持ちいいような刺激が感じられるはず。痛すぎる場合は両ひざを曲げてもかまいません。その姿勢のままで1~3分間リラックスしていてください。

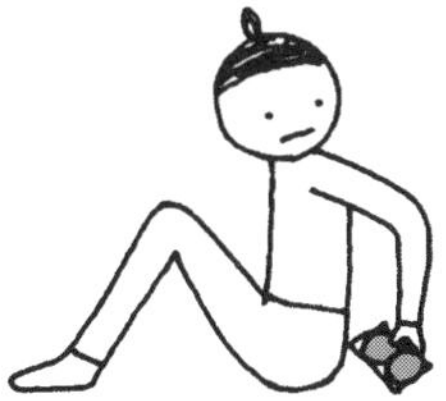

3 畳やフローリングなど、平らで硬い床に座り、仙腸関節の位置にボールをあてがう。

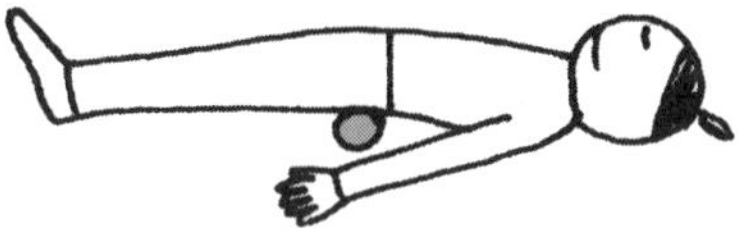

4 テニスボールの位置がずれないよう注意しながら、仰向けに。枕は使わず、リラックスして１～３分間この姿勢をキープ。痛すぎる場合は両ひざを曲げる。

矯正はこれで終了です。朝晩の習慣にしていれば、着実に仙腸関節がゆるみます。関節の可動域が広がってくれれば、腰椎や腰の筋肉にかかる負担が軽減され、腰の痛みやこりなどがとれてくるはずです。

なお、矯正を行なう際は、ベッドや布団の上ではなく、必ず硬い床の上で行なうようにしてください。また、やりすぎは禁物。１回の矯正は長くても3分以内、１日に行なう回数も3回以内にしてください。

それと、仙腸関節の位置を間違えないようにしましょう。仙腸関節を探すには、まずお尻の割れ目の上にある尾骨のでっぱりを見つけ、(ひざ用に残してある) １個のテニスボールを尾骨に当てます。その上に2個のテニスボールをセットすれば、２個のボールが仙腸関節にピンポイントで当たる、ちょうどいい位置にくるはずです。

『首の簡易版・関節包内矯正』をやってみよう

自分でできる　首の簡易版・関節包内矯正

1

２個くっつけたテニスボールを用意する。

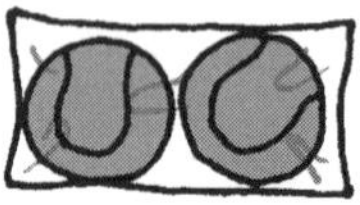

2

後頭骨のでっぱりを探す。

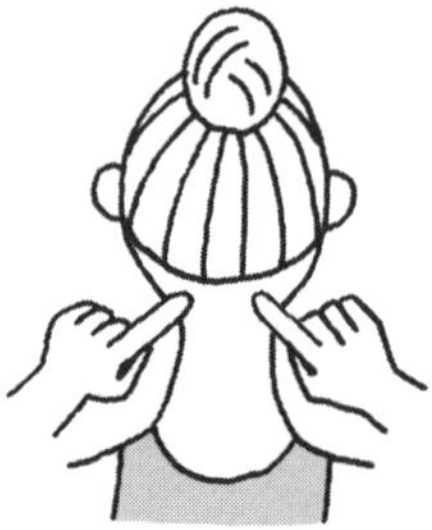

『首の簡易版・関節包内矯正』は、〝頭と首の境目の関節〟をゆるめるエクササイズです。後の章でご紹介しますが、この関節は、後頭骨と第1頸椎の境目に相当し、首痛や肩こり、また、それに伴う頭痛やめまい、吐き気などの不《ふ》定愁訴《ていしゅうそ》を鎮めるための、もっとも重要なポイントなのです。

ここでも〝2個のテニスボールをくっつけたもの〟を使用します。これを〝頭と首の境目の関節〟に当て、そのまま仰向けになります。この際、テニスボールの位置がずれないよう背中の下に薄めの本や雑誌などを敷いておくといいでしょう。この姿勢のまま、リラッ

3

探し出した後頭骨のすぐ下のくぼみの部分にボールを当てる。

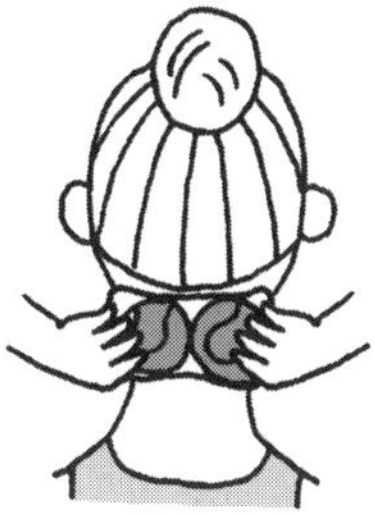

4

畳やフローリングなど、硬い床に仰向けになり、ボールの上に頭をのせる。リラックスして1～3分間、この姿勢をキープ。背中の下に薄めの本を敷いて、ボールのずれを防ぐ。

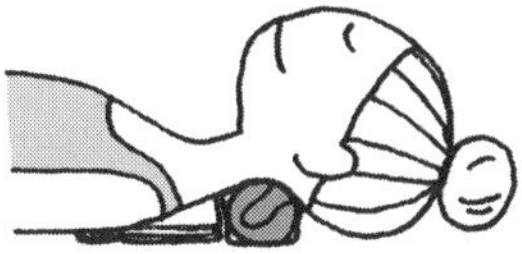

クスして1～3分。これで矯正は終了です。

おそらく、やってみると、ボールが当たる部分の刺激が心地よく、頭や首がすっきりするように感じるはずです。それは、〝頭と首の境目の関節〟がゆるんでいる証拠。この関節がゆるむと、下の頸椎にかかる負担が軽減され、首から肩にかけての筋肉の緊張や血行が大きく改善されます。これによって、首や肩のさまざまな症状が徐々に解消されていくわけです。

ぜひ、これも朝晩の習慣にしてみてください。首の不調には仙腸関節も影響していることも多いので、『腰の簡易版・関節包内矯正』とセットで行なうといいでしょう。

ただ、腰の場合と同様、1回1～3分、1日3回までを守ること。また、ベッドや布団ではなく、畳やフローリングなどの硬い床で行なうようにしてください。

『ひざの簡易版・関節包内矯正』をやってみよう

自分でできる　ひざの簡易版・関節包内矯正

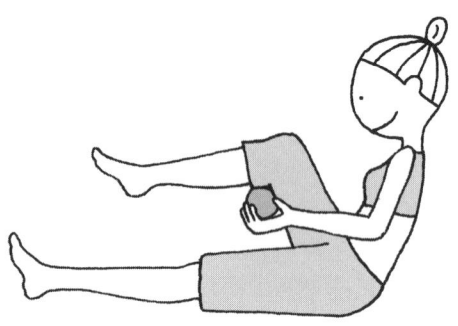

1 片方の足を上げ、ひざの裏部分にテニスボール１個を挟む。ボールは、ひざ裏の奥に当たるようにする。

『ひざの簡易版・関節包内矯正』は、ひざ関節の可動域を広げるエクササイズです。

ひざが痛くなったり、曲げ伸ばしがしづらくなったりするのは、ひざ関節の隙間《すきま》が狭くなって、動く範囲が制限されてきたため。だから、狭くなってきた関節の隙間をできるだけ押し広げるようなエクササイズをするといいのです。

この矯正で使用するのは、テニスボール１個。片方の足を上げてテニスボールをひざの裏の奥のほうで挟みます。そのまま仰向けになり、両手で足を抱え込むようにしながらテニスボールをつぶすような要領で、そのまま

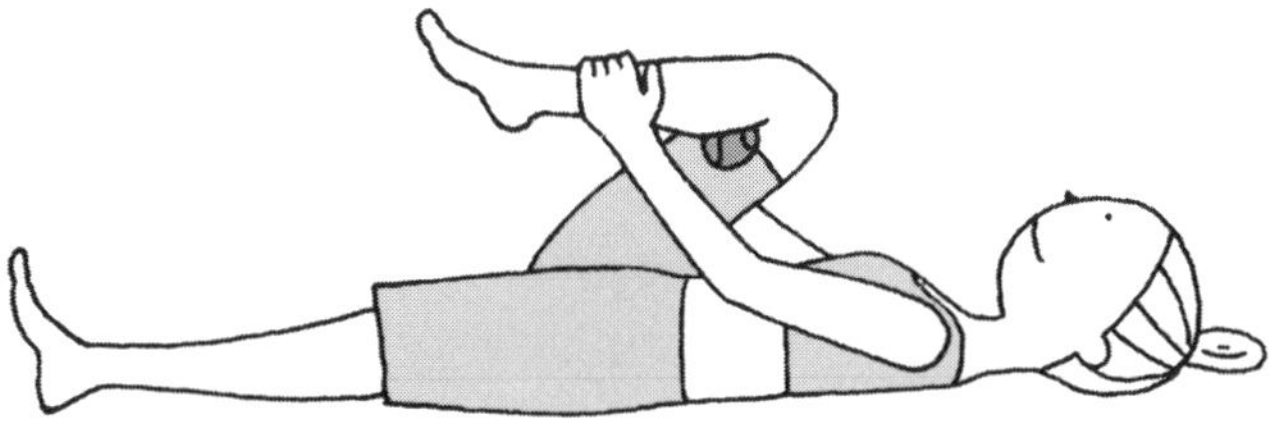

2 そのまま仰向けになり、両手で足を抱え込むようにしながら挟んだボールを押しつぶすようにひざを曲げる。そして、徐々に力を入れていき、「イタ気持ちいい」と感じるところで30秒キープする。

ひざをギューッと曲げていきます。その後、徐々に力を加えていきましょう。

ひざ裏が「イタ気持ちいい」と感じるくらいのポイントにきたら、そこで30秒間キープ。これを左右の足に1回ずつ行なって、矯正終了です。行なうのは、左右1セットを1日3回までにしてください。

朝晩の習慣にすれば、徐々にひざの硬さがとれ、可動域が回復して痛みなどがラクになってくるはずです。ひざのバランス改善にもつながるので、O脚やX脚の矯正にも役立ちます。また、ひざ痛を抱えている人には腰に問題がある人も多いので、『腰の簡易版・関節包内矯正』も一緒に行なうようにするといいでしょう。

腰、首、ひざを全部やったとしても、5分程度しかかからないはず。ぜひみなさん、これらの関節ケアを習慣化してみてください。

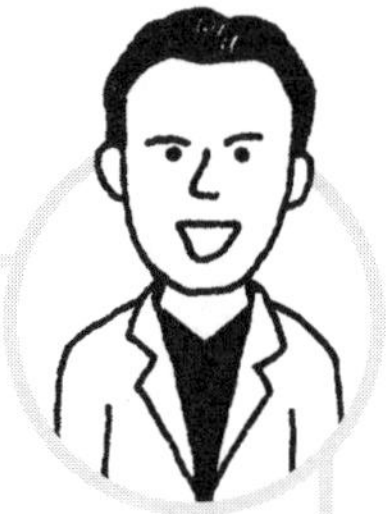

Column

関節の常識　ウソ・ホント❶

関節をポキポキと鳴らすのはよくないって本当?

仕事をはじめる前などに、手の指の関節を曲げてポキポキ鳴らしている人をたまに見かけます。また、首を曲げたり肩を回したりした拍子に、関節が鳴るという人もいることでしょう。中には「バキッ」「ボキッ」と、周囲がびっくりするような音をさせる人もいますよね。

ただ、この〝関節鳴らし〟を意図的に行なうのはやめておくほうがいいでしょう。関節という器官はたいへんデリケートにできているもの。とくに、首や肩の関節は繊細な構造ですから、無理に音をさせたためにひっかかりや炎症などが起きないとも限りません。また、ときとして寝違いのような症状が起きることもあります。

もっとも、なぜこのような音が出るのかはよく分かっていません。関節腔《かんせつこう》という骨と骨の隙間に、二酸化炭素がたまっていて、それが抜けるときに音がするのだという説もあります。真偽のほどは定かではありませんが、「ボキッと鳴った瞬間をレントゲンで撮影したら、白い煙のようなものが映っていた」というような話もあります。

いずれにしても、関節を大切に思うなら、ヘンに大きな力を加えないほうがいいのです。むやみやたらにポキポキと鳴らすのは、控えておいたほうが無難でしょう。

Part

2

腰痛は99%完治する

痛みの根本原因は腰椎ではなく仙腸関節にあった

腰の痛みを訴えて病院に行けば、必ずレントゲン撮影などをして腰椎の状態を調べます。腰椎や椎間板《ついかんばん》に骨折やヘルニアなどの異常がないかどうかを調べるわけです。

その際、異常が見つかれば治療対象となりますが、もし異常が見つからなければ、治療対象にさえしてもらえず、湿布薬などを渡されて帰されてしまうことになります。けれど、異常なしと診断された患者さんは、それ以降も痛みに悩まされ続けることが多い。実際、腰痛に悩む方々の約8割は、こうした『原因不明の腰痛症』であるとされています。

しかし、これではいつまでたっても腰痛は治りません。そもそも、画像検査では、腰椎や椎間板の小さな異常は映らないことが多いもの。それに、多くの病院では、腰痛の〝隠れた原因〟を見逃してしまっています。

その〝隠れた原因〟こそが仙腸関節。前の章で紹介したように、骨盤の仙腸関節は、体の重みや外からの衝撃をやわらげるクッションの役割を果たしています。この関節にひっかかりなどの異常が生じれば、クッション機能が弱まって、他の関節にてきめんに荷重負担のしわ寄せが行くことになります。

そして、この荷重負担のしわ寄せを、もっとも大きく被る羽目になるのが腰椎。過剰な

腰痛が起こる流れ

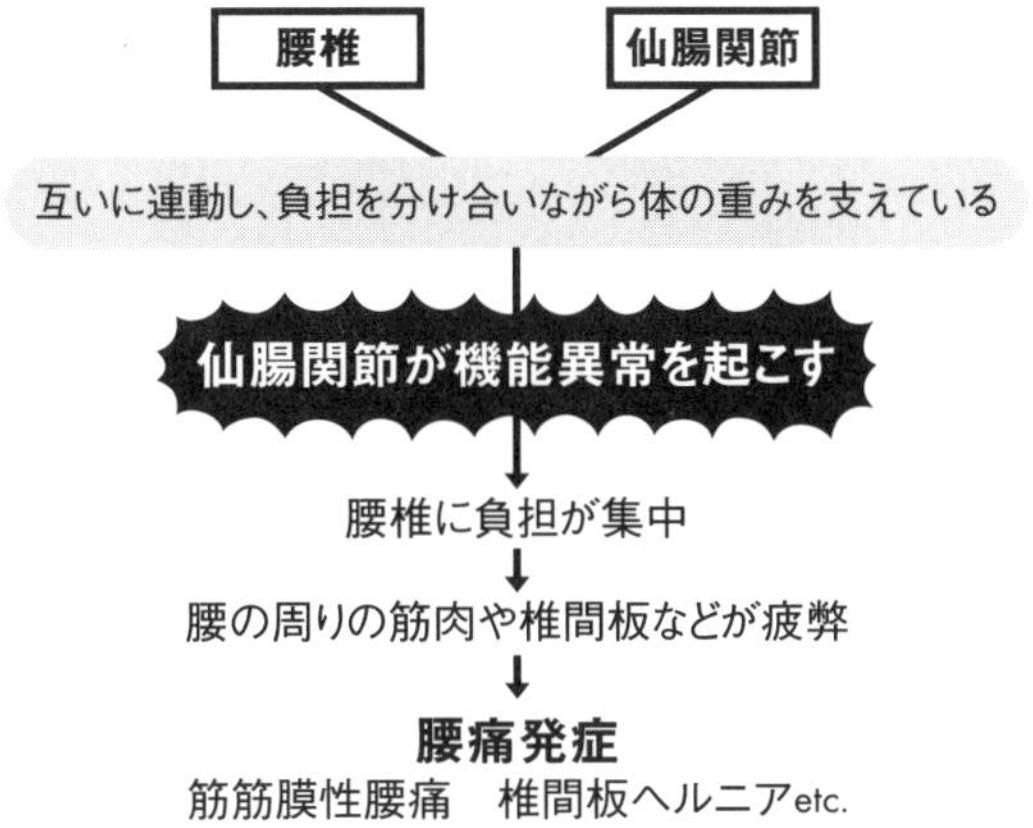

負担を毎日背負わされれば、いずれ、腰の周りの筋肉や椎間板などが疲弊してしまうことでしょう。その結果、こりや痛みなどのトラブルが引き起こされるわけです。

仙腸関節を治して名コンビを復活させる

すなわち、腰痛を引き起こすそもそもの原因は、仙腸関節の機能異常にあると言っていいのです。

腰椎と仙腸関節は、体にかかる重みを常に共同で支えている名コンビのようなもの。コンビのうちの一方が倒れると、残ったほうにばかり負担が行くことになり、やがて残ったほうも、オーバーワークの末、痛みを訴えてダウンしてしまうことになるのです。

ですから、腰痛を治すには、早く仙腸関節の機能を回復させ、名コンビの協力態勢を復活させなければならないわけです。

〈前かがみが痛いタイプ〉と〈後ろに反ると痛いタイプ〉

腰痛の種類

前かがみが痛いタイプ

……重心が前にかかりすぎてトラブルが生じる

筋筋膜性腰痛

↓

椎間板症

↓

椎間板ヘルニア

腰痛は、〈体を前かがみにすると痛いタイプ〉と、〈体を後ろに反《そ》らせると痛いタイプ〉とに大別され、それぞれ痛みへの対処法が異なります。

まず、〈前かがみが痛いタイプ〉には、『筋《きん》筋膜性《きんまくせい》腰痛（腰の筋肉痛）』『椎間板症』『椎間板ヘルニア』が該当します。

このタイプの人には、長時間の前かがみ姿勢が習慣化していた方が少なくありません。前にも述べましたが、前かがみで座っていると、骨盤が寝て仙骨が奥へ入ってしまうため、仙腸関節がひっかかりやすくなります。ひっかかりで仙腸関節の機能が低下したため

その他のタイプ

- 内科的疾患が原因の腰痛
- 自律神経失調症などの心身症
精神的ストレスが原因の腰痛
- 骨粗しょう症による腰椎圧迫骨折
- 変形性股関節症

後ろに反ると痛いタイプ

……重心が後ろにかかりすぎてトラブルが生じる

若年性腰椎分離症・すべり症

↓

老人性変性腰椎分離症・すべり症

↓

脊柱管狭窄症

に、腰椎周辺組織にしわ寄せが行き、筋肉や椎間板が疲弊してしまうわけです。最初は腰のこりや筋肉痛程度だったのが、徐々に椎間板にまで異常が及び、椎間板症や椎間板ヘルニアへ悪化していくケースが目立ちます。なお、一般にぎっくり腰と呼ばれる急性腰痛も、ほとんどがこのタイプです。

一方の〈後ろに反ると痛いタイプ〉は、『腰椎分離症』『腰椎すべり症』『脊柱管《せきちゅうかん》 狭窄症《きょうさくしょう》』などが該当します。前者とは反対に、腰を伸ばしたり反ったりすると痛むのです。これらは腰椎の一部を疲労骨折したり、脊柱管という神経の管が狭くなったりすることで起こりますが、その問題発生の背景には、やはり仙腸関節の機能異常が大きく影響しています。

さらに、この他にも、自律神経失調症やストレスが原因の腰痛、内科的疾患が原因の腰痛、骨粗しょう症が原因の腰痛などがあります。

『デスクワーク腰痛』には早めに手を打っておこう

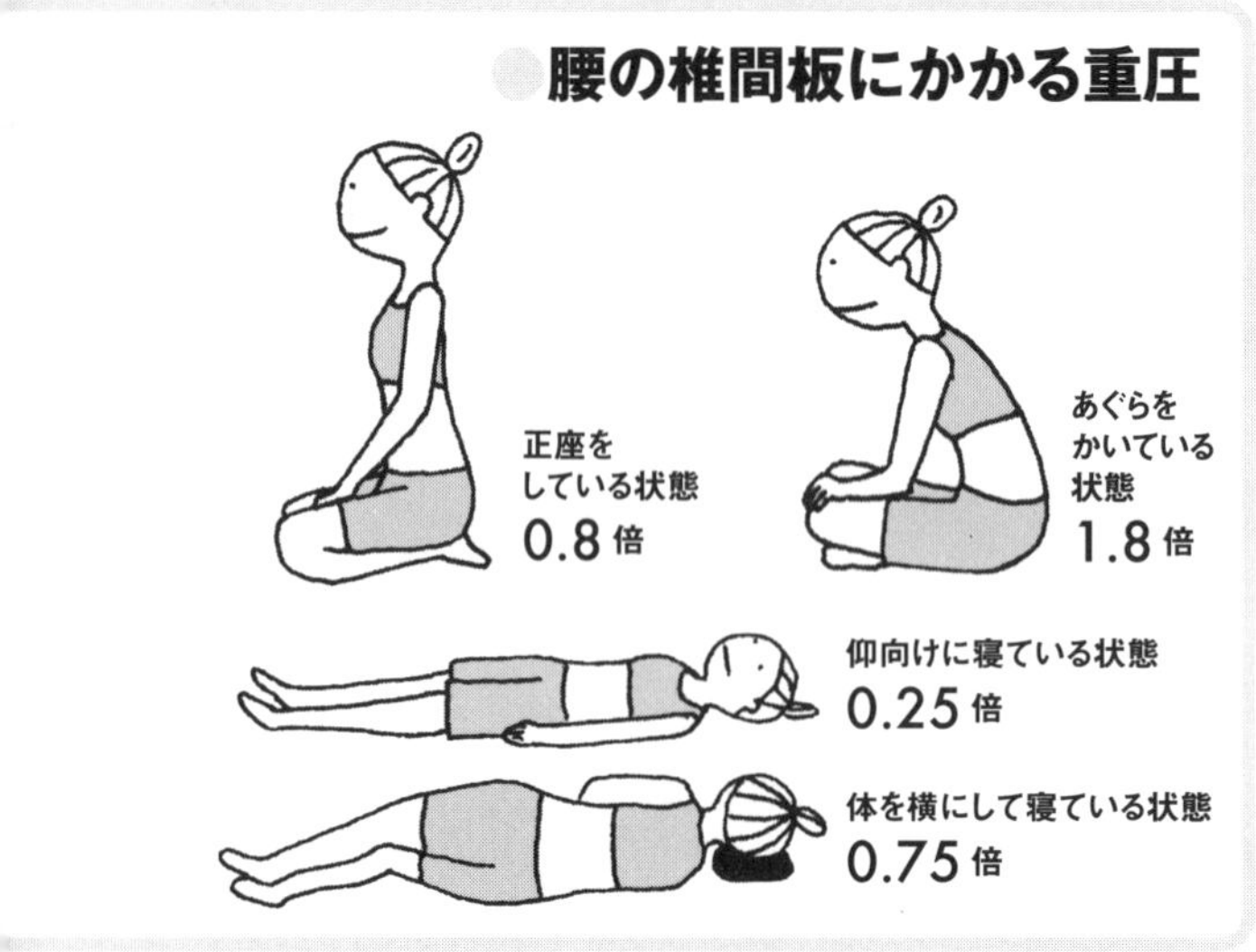

腰痛の〝入り口〟としてほとんどの人が経験しているのが、『筋筋膜性腰痛』。すなわち、腰や背中のこりや張り。思わず腰をトントンと叩きたくなるような軽い痛みです。

筋筋膜性腰痛は、脊柱起立筋をはじめとした腰回りの筋肉の累積疲労によって起こります。ただ、その累積疲労の原因は、前かがみなどの習慣によって、仙腸関節の動きが悪くなり、腰回りの筋肉に多大な荷重負担がかかるようになったためです。とりわけ、近年はパソコン作業を中心としたデスクワークをする人に増えていて、『デスクワーク腰痛』という呼び方をされる場合もあります。

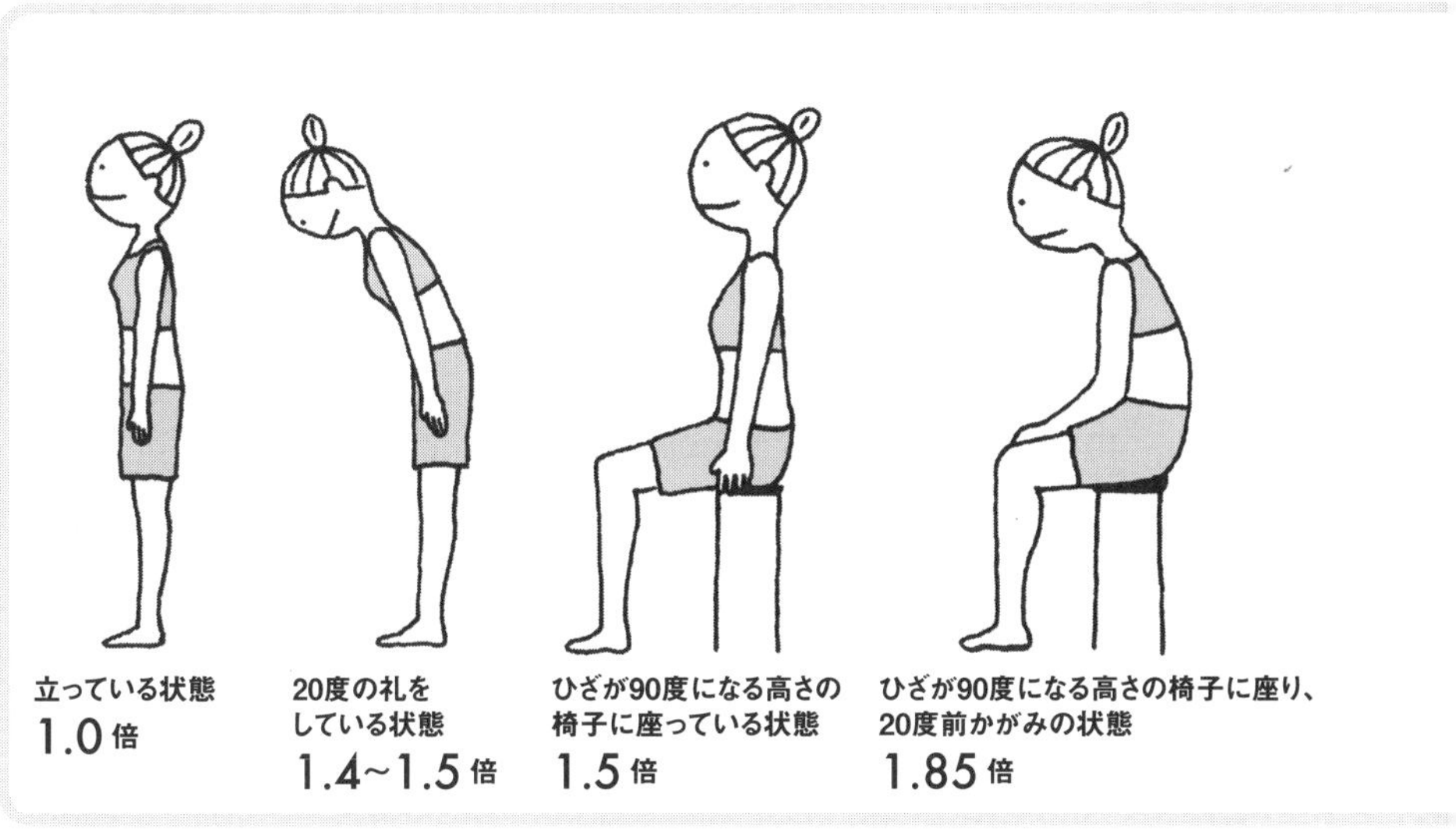

上図のように、椅子に座って仕事をしているときは、腰椎の椎間板に通常の1・5倍の重圧がかかります。しかも、前かがみの姿勢になると、1・85倍もの重圧がかかることになるのです。毎日長時間座り続けてこうした負担をかけていれば、腰の筋肉に疲労がたまってしまうのも当然のことでしょう。

筋筋膜性腰痛を甘く見てはいけません。こりや痛みを放置していたら、どんどん疲労が積み重なり、やがて腰椎や椎間板にまでトラブルが波及してしまいます。

とにかく、筋筋膜性腰痛は、症状を進ませないよう、対策を徹底することが肝心。座って仕事をする機会が多い人は、少なくとも30分に1回は休憩を挟み、腰を伸ばすようにしてください。また、できるだけ背すじを伸ばしたよい姿勢をとり、少しでも腰の筋肉に疲れをためないように心がけましょう。

レントゲンに映らない『椎間板症』はヘルニアの前段階

椎間板の構造

正常な椎間板

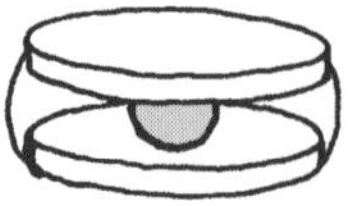

椎体と椎間板はボールと円盤のような関係で前後左右に自由に転がり動く。

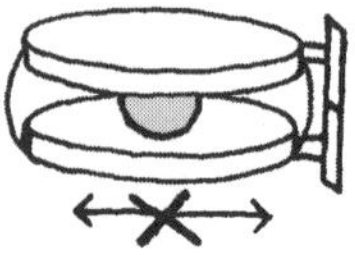

後ろのストッパーが前後の動きを制限している。

『椎間板症』は、『椎間板ヘルニア』の前段階症状に相当します。

腰椎の椎間板は、20歳を過ぎたころから徐々に水分や弾力性が失われていきます。とりわけ、椎間板にかかる重圧が大きいと、そのスピードが速まって、荷重や衝撃に対する耐久力が低下していってしまうものなのです。だから、日頃から前かがみの姿勢をとっていたり、仙腸関節にひっかかりがあったりすれば、当然椎間板にかかるプレッシャーは大きくなり、椎間板はその重い負担にじっと耐えながら、日に日に力を弱めていくことになってしまいます。

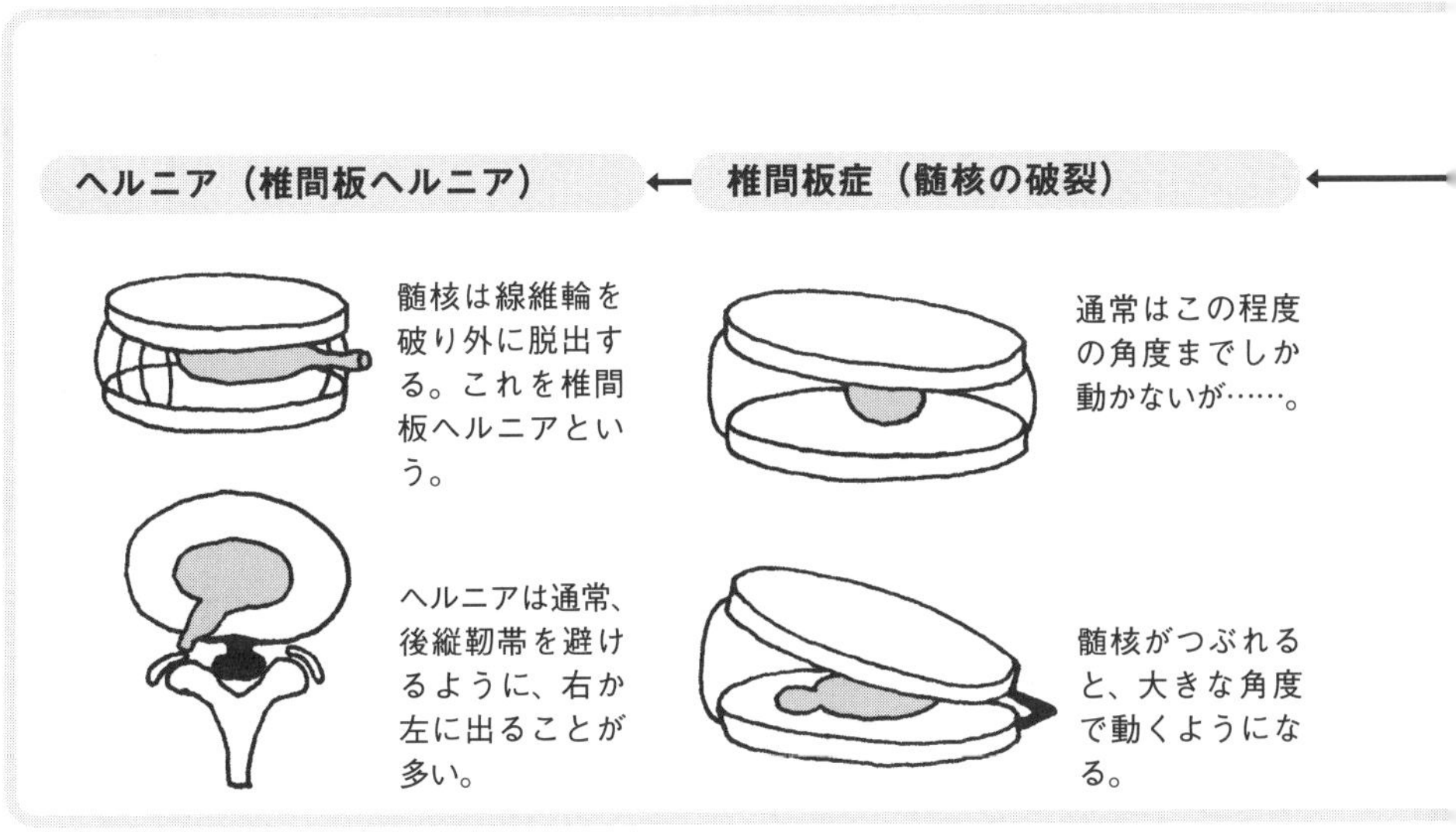
椎間板症（髄核の破裂）
通常はこの程度の角度までしか動かないが……。
髄核がつぶれると、大きな角度で動くようになる。
ヘルニア（椎間板ヘルニア）
髄核は線維輪を破り外に脱出する。これを椎間板ヘルニアという。
ヘルニアは通常、後縦靭帯を避けるように、右か左に出ることが多い。

椎間板症は、その負担に椎間板がとうとう持ちこたえられなくなって、椎間板内部の髄《ずい》核《かく》がつぶれてしまった状態なのです。これがいっそう進み、つぶれた髄核が外へはみ出してしまうと、椎間板ヘルニアと呼ばれるようになるわけです。

ただ、椎間板症の段階は、レントゲン撮影でははっきりと捉《とら》えられにくく、病院で「異常なし」と診断されてしまう場合も少なくありません。このため、『病院に行っても原因が分からない腰痛』を抱えている人は、椎間板症であるケースがたいへん多いのです。

いずれにしても、椎間板症を放っておいたら、ヘルニアになってしまうのは時間の問題です。椎間板ヘルニアと同様、『腰の関節包内矯正』を行なったり、『腰反らし体操』（後述）を行なったりして、積極的に治療に取り組んでいく必要があります。

『椎間板ヘルニア』は仙腸関節を治せば自然に引っ込む

腰椎の『椎間板ヘルニア』に悩む人は、全国に120万人もいるとされています。

その大きな特徴は、咳やくしゃみをするとズキンと響くような激しい腰の痛み。お尻や足にしびれや痛みなどの症状を伴う場合もあります。

こうした症状が起こる理由は、大きな荷重負担に持ちこたえられなくなってはみ出した椎間板の髄核が、脊髄の神経に触れるため。脊髄から出た神経は、腰だけでなく足方面にも長く伸びているために、お尻や足にも症状が現れるのです。このため、下半身のどの辺りにしびれや痛みが出るかで、どの腰椎が故障しているかを、おおよそ見当づけることが可能です。また、一般の方でも、椎間板ヘルニアかどうかは、『SLRテスト』と呼ばれる左上の図のような方法で簡単にチェックすることができます。

とにかく、椎間板ヘルニアの症状は、ときとして日常生活に支障が及ぶほどにつらいもの。長年症状を引きずっている人や、再発を繰り返す人も少なくありません。おそらく、ヘルニアを切る手術を経験された方や手術を検討された方も多いはずです。

ただ、みなさんは、ヘルニアは手術をしなくても治ることをご存じでしょうか。

SLRテスト

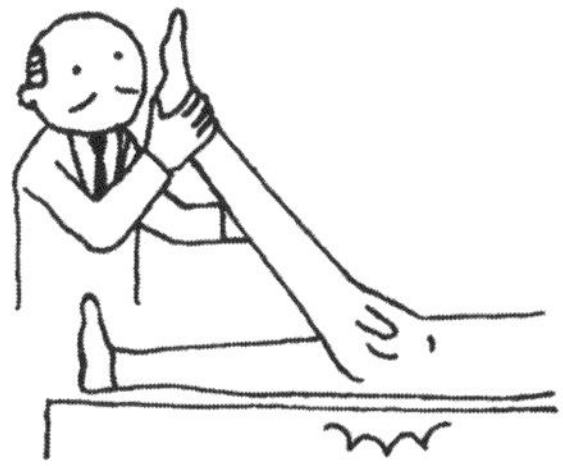

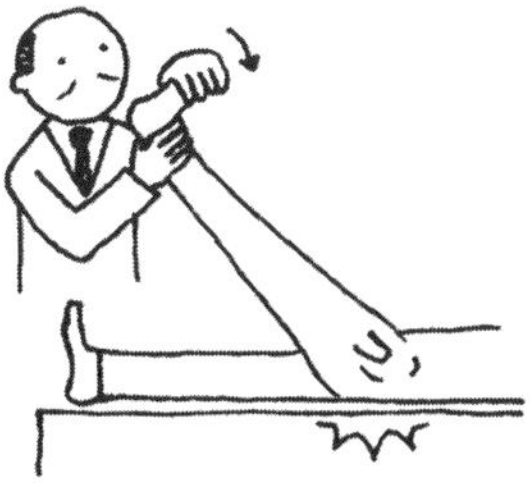

1 患者さんに寝てもらい、まっすぐにした足全体を上げていく。ヘルニアの場合、60 度くらい上げた時点でお尻に痛みやしびれが生じることが多い。

2 60 度くらいに上げた患者さんの足首を甲側に曲げると、やはりお尻に痛みやしびれが生じる。これもヘルニアの特徴。

じつは、腰椎の椎間板からはみ出たヘルニアは、骨盤の仙腸関節を正常化しさえすれば、自然に引っ込んでいくもの。すなわち、手術をしなくとも、関節包内矯正を施すことによって治すことができるのです。

椎間板をプレッシャーから解放する

どうしてヘルニアが自然に引っ込むのか、そのメカニズムを説明しておきましょう。

そもそも、椎間板ヘルニアは、仙腸関節がきちんと機能せず、椎間板ばかりに大きな負担がかかった結果、はみ出てきてしまうもの。それならば、仙腸関節の機能をちゃんと復活させて、椎間板のヘルニア部分にできるだけ圧力がかからないように調整してあげればいい。そうすれば、プレッシャーから解き放たれた椎間板の髄核は、元の鞘《さや》に収まるように引っ込んでいくのです。

ヘルニアが引っ込むプロセス

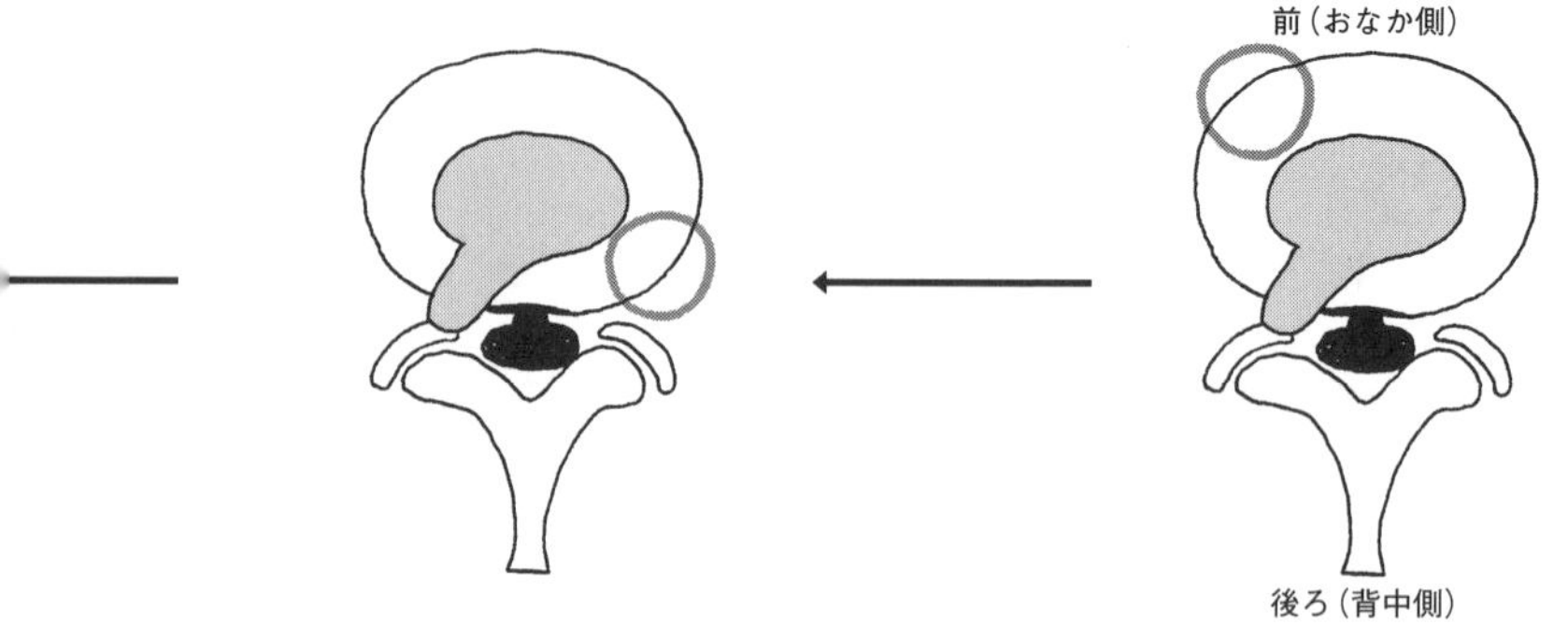

左斜め後方にヘルニアがある状態
◯のポイントに体重をかけるクセがついている。

関節包内矯正
仙腸関節を動かしたうえで、◯のポイント（右斜め後方）に体重がかかるようシフトする。

たとえば、腰椎の〝左斜め後方〟にヘルニアが出てしまった人は、多くの場合、体の荷重を左前寄りにかけるクセがついてしまっています。いつも椎間板の〝左斜め前方〟に重圧がかかっていたために、左斜め後方へ髄核がはみ出てしまったわけです。

この場合は、仙腸関節のひっかかりをとって動きをよくしたうえで、微妙に仙骨をずらし、〝左斜め前方〟の反対側、すなわち、椎間板の〝右斜め後方〟に荷重が乗るように調整してあげるわけです。すると、椎間板の〝左斜め前方〟にかかっていたプレッシャーがなくなって、はみ出ていた部分が自動的に内側へ吸い込まれていくのです。もちろん、これにより脊髄の神経に触れていたヘルニア部分が離れることになります。

ヘルニアは、神経に触れない限り、痛みやしびれをもたらすことはありません。ですか

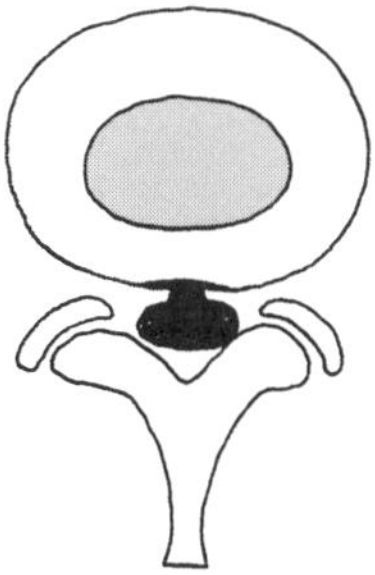

ヘルニアが完全に髄核に戻り、痛みも解消。正常な椎間板に。

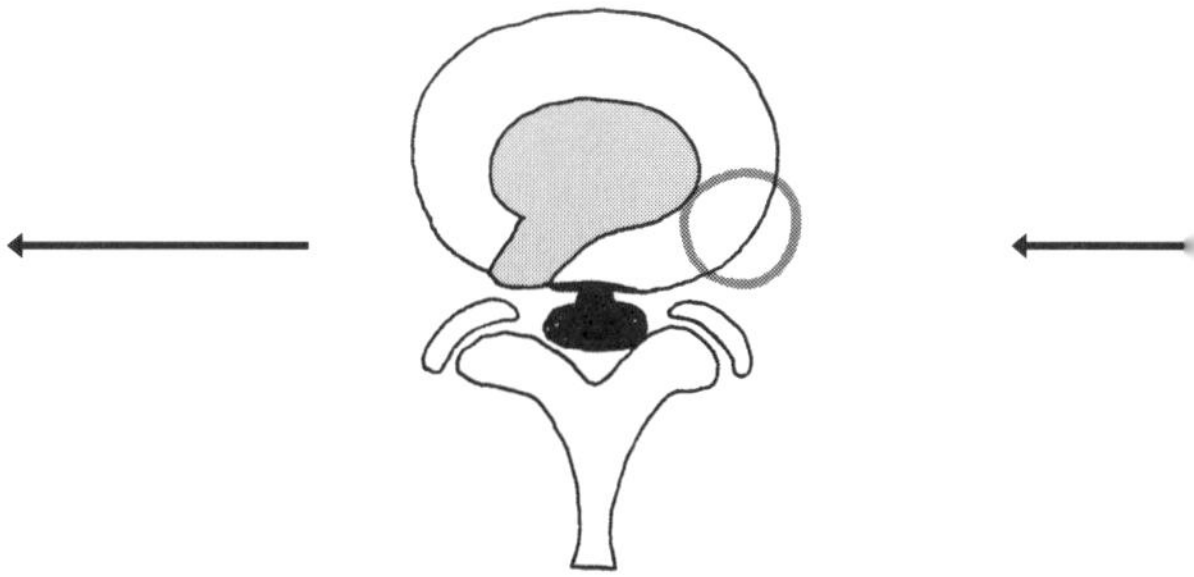

左斜め前方のプレッシャーがなくなって、ヘルニアが少しずつ引っ込んでいく。ヘルニアが神経から離れて、痛みやしびれが引いていく。

ら、関節包内矯正で仙腸関節を調整すれば、それまでの痛みやしびれが消えていくということになるわけです。

荷重負担の〝逃げ道〟ができる

また、関節包内矯正で仙腸関節の動きがよくなると、それまで腰椎にかかっていた負担の多くを仙腸関節がカバーできることになります。これは、荷重負担を逃がす通り道ができたようなもの。腰椎へのプレッシャーは、以前よりもグッと少なくなりますから、再発することもなくなるのです。

なお、こうした効果は、簡易版の関節包内矯正でも、ある程度までは上げることが可能です。さらに、次のページで紹介するような習慣や体操を組み合わせれば、より効果も高まることでしょう。ぜひ、日々実践して、痛みを撃退するようにしてください。

〈前かがみが痛い腰痛〉の人におすすめの生活のひと工夫

椎間板ヘルニア、椎間板症、筋筋膜性腰痛など、前かがみになると痛いタイプの腰痛の方は、椎間板に余計な負担をかけすぎないよう〝普段の姿勢〟に十分気をつけなくてはなりません。

中でも、注意すべきは〝同じ姿勢を長時間続けないこと〟です。立ちっぱなしや座りっぱなしは、椎間板の特定部に圧力をかけ続けることになります。しかも、上体を前にかがめた姿勢を続けたりすれば、椎間板にかかる負担はさらに大きくなります。どんなときも背すじをピンと伸ばすように心がけ、30分に一度、軽いストレッチを習慣にしましょう。

また、重い物を持ち上げる際、ひざを伸ばしたまま前かがみになって持ち上げるのは禁物。これでは、腰椎にもろに荷重負担がかかってしまい、急性腰痛（ぎっくり腰）の大きな原因になります。物を持ち上げる際は、必ず一度しゃがんでから、背すじをまっすぐにしたまま、荷物を体にひきつけて持ち上げるようにしてください。

さらに、日常のちょっとしたシーンにも気を遣うようにするといいでしょう。例を挙げれば、台所で料理や洗い物をするときに、前かがみを避けて背すじを伸ばす。入浴時シャンプーをする際に、高めの椅子を使って体を曲げずに背すじを伸ばす。買い物をしたときの袋や荷物は、片方の手にたくさん持たず、なるべく左右均等の重さにして持つ――。

いずれも些細《ささい》なことですが、こうした生活動作の姿勢のクセは、日々積み重なると、椎間板にかなり大きな影響を与えることになるのです。

椎間板を甘えさせてはいけない

もっとも、「椎間板に負担をかけないようにしよう」と、あまりにラクをしすぎるのもいけません。

たとえば、長い時間やわらかいソファの上で過ごしたり、１日中リビングで横になってゴロゴロしていたりすると、かえって腰痛が悪化してしまうことがあります。椎間板の健康を保つには、甘えた環境に慣れさせるよりも、適度に厳しい環境下で仕事をさせるほうがいいのです。

そして、そのために何より大切なのが、よく歩く習慣。通勤時、駅から家まで歩いたり、近所のスーパーへ歩いて行ったり、できるだけ、まめに歩くように心がけるといいでしょう。その際、重心を後ろにかけ、ゆっくり歩くようにしましょう。私は、前かがみが痛い慢性腰痛の患者さんに対しては、１日20分でいいから、ウォーキングをする機会を持つようにおすすめしています。

それと、前かがみが痛い腰痛の人は、夜、硬めの布団で寝て、寝返りをたくさん打つようにするといいでしょう。そうすると、寝返りを打つたびに〝自然の整体〟のような効果が期待でき、椎間板にいい刺激になるのです。逆に、ふかふかで体が沈み込んでしまうような布団やベッドは、このタイプの腰痛の方にはあまりおすすめできません。

●「前かがみが痛いタイプ」の人が日常気をつけること

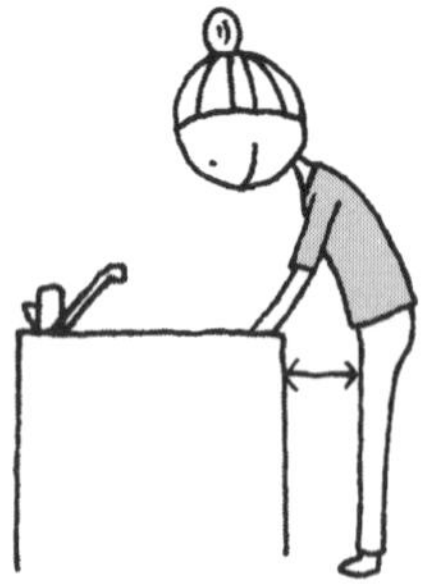

前かがみでの台所作業

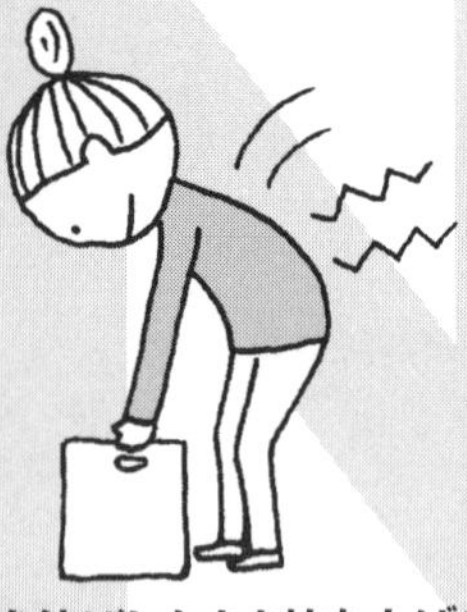

ひざを伸ばしたまま持ち上げる

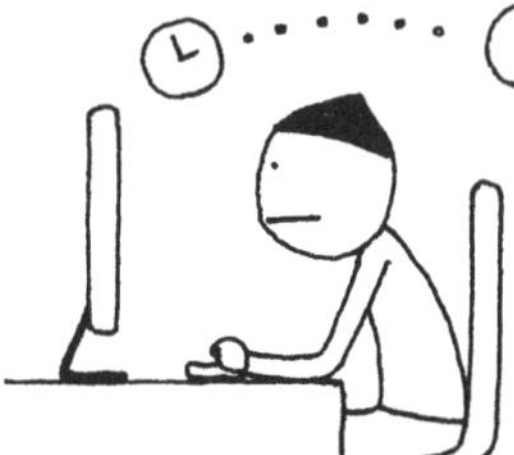

長時間同じ姿勢

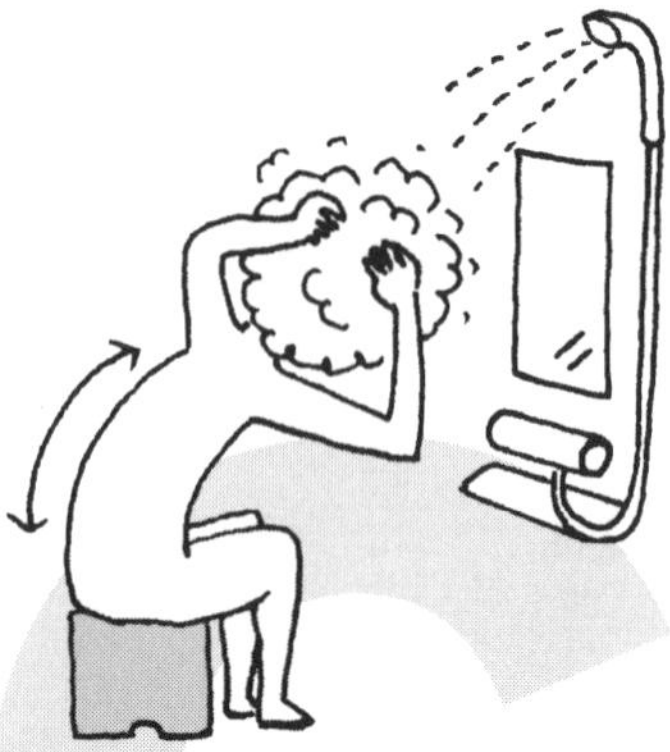

前かがみでのシャンプー

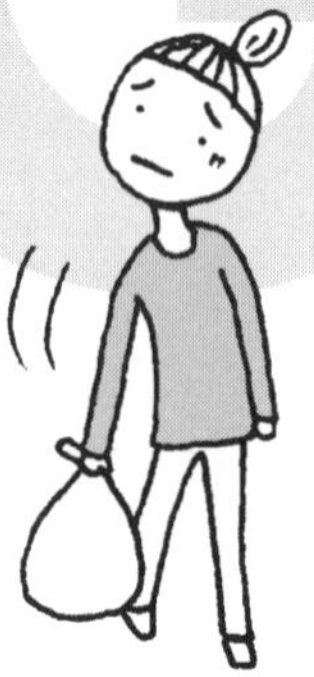

荷物の片手持ち

背すじを伸ばして台所作業
高めの椅子を使い、
背すじを伸ばしてシャンプー
ひざを曲げて持ち上げる
荷物の両手持ち
こまめに姿勢を変える

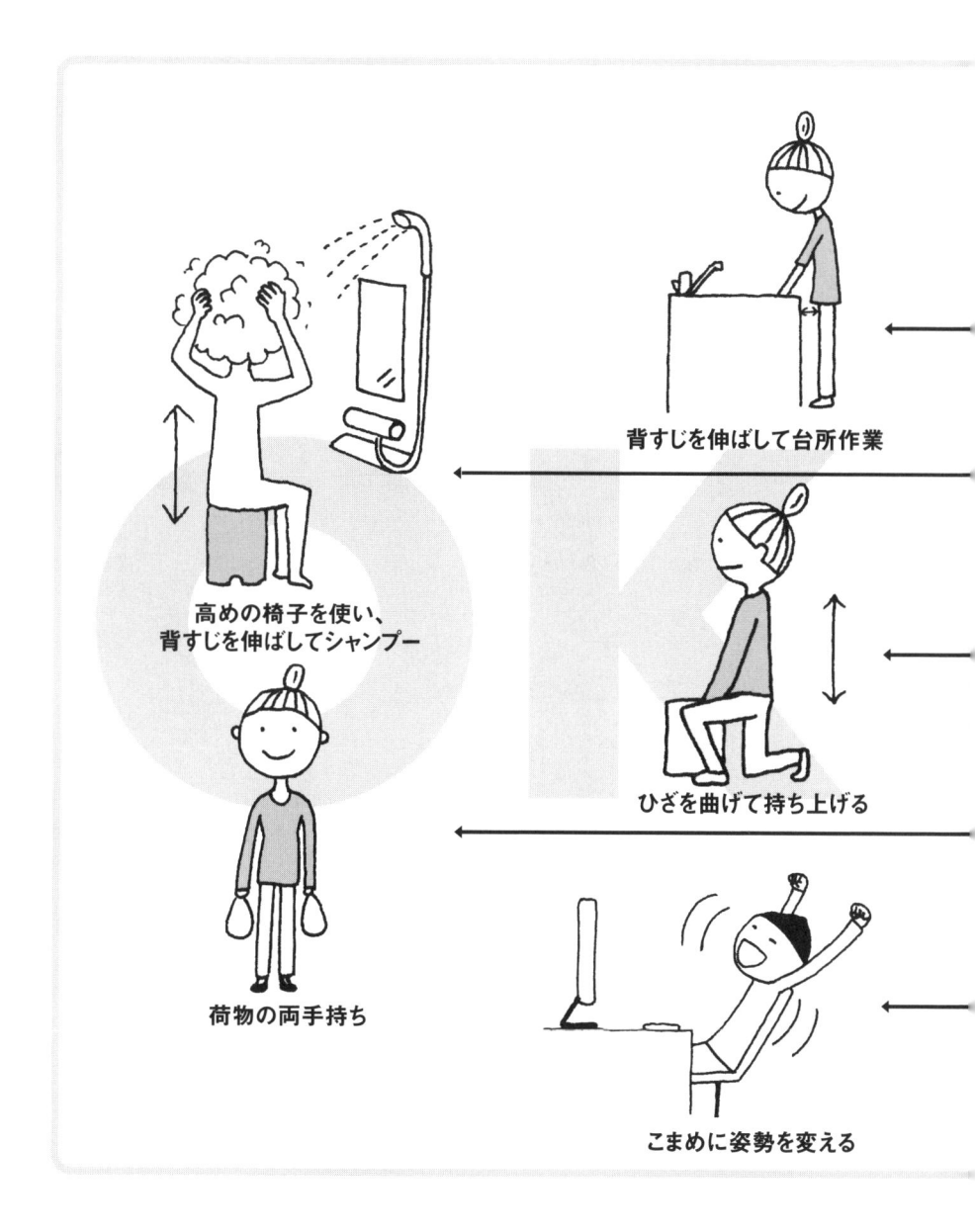

〈前かがみが痛い腰痛〉の人は『腰反らし体操』を習慣に

　前かがみが痛いタイプの腰痛の人は、意識的に〝体を反らす動き〟をするのがいいとされます。そのために私が患者さんに強くおすすめしているのが『腰反らし体操』です。

　やり方は簡単。左上図のように、両手を床について上体を起こし、オットセイのような格好をしたまま1分間キープします。これを2～3回繰り返してみてください。これによって、脊柱起立筋《せきちゅうきりつきん》の張りやこりがとれ、前に傾きがちな体の重心バランスを後方に引き戻すことができるのです。

　きっと、やってみれば、腰や背中のだるさや重さがとれて、すっきりするのを感じるはず。筋筋膜性腰痛なら、これだけで解消してしまうことも珍しくありません。

　また、もし余裕があれば、左下図の『腰ねじり体操』も行なってみてください。

　こちらは、横向きに寝た姿勢から上半身ごと腰をねじる体操です。痛むほうを上にして横になり、上側にくる足を直角に曲げ、上半身を反対側にひねります。椎間板や骨盤の動きを取り戻すのにも効果的で、症状があるほうだけ3回ずつ行なえば、腰が軽く感じられるはず。

　ぜひみなさん、『腰の簡易版・関節包内矯正』に加えて、これらのエクササイズを朝晩の習慣にしてみてください。

腰反らし体操

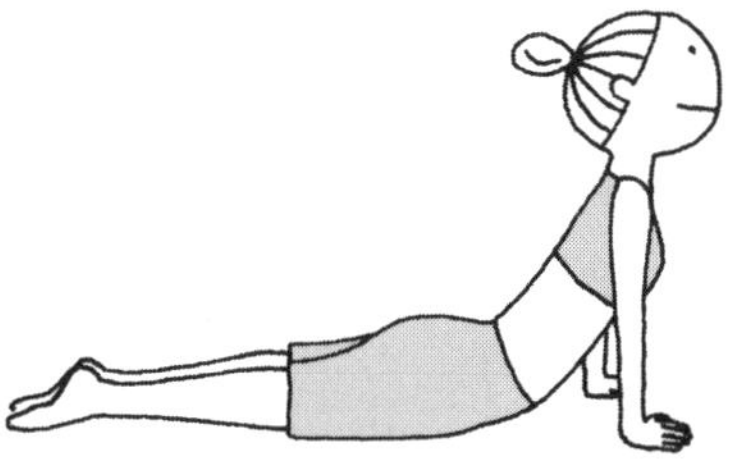

うつぶせになり、両手を床について上体を起こす。この姿勢を1分間キープする。はじめのうちは痛みを伴うかもしれないが、起床後や就寝前、朝晩 2〜3 回ずつ行なうといい。

腰ねじり体操

必ず痛むほうの
足が上にくるように！

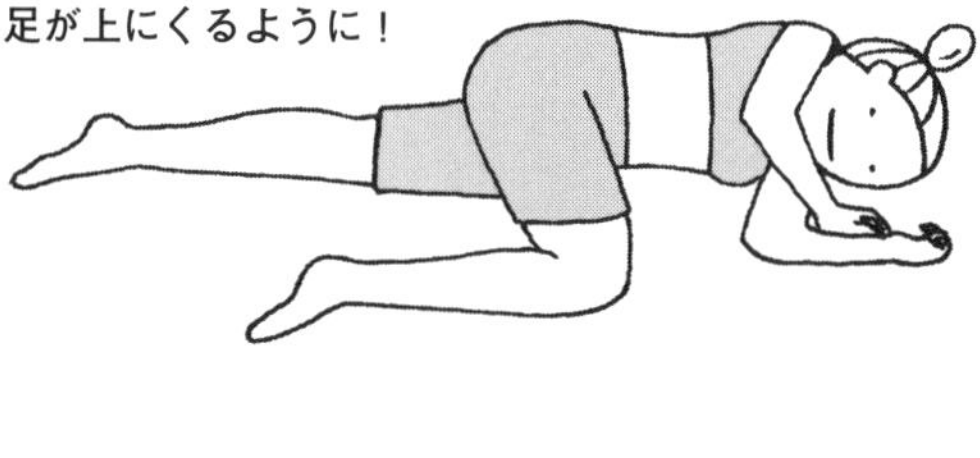

1

痛むほうを上にして横になり、上側にくる足を直角に曲げる。もう片方の足は伸ばしたままでOK。

痛いほうだけで OK！

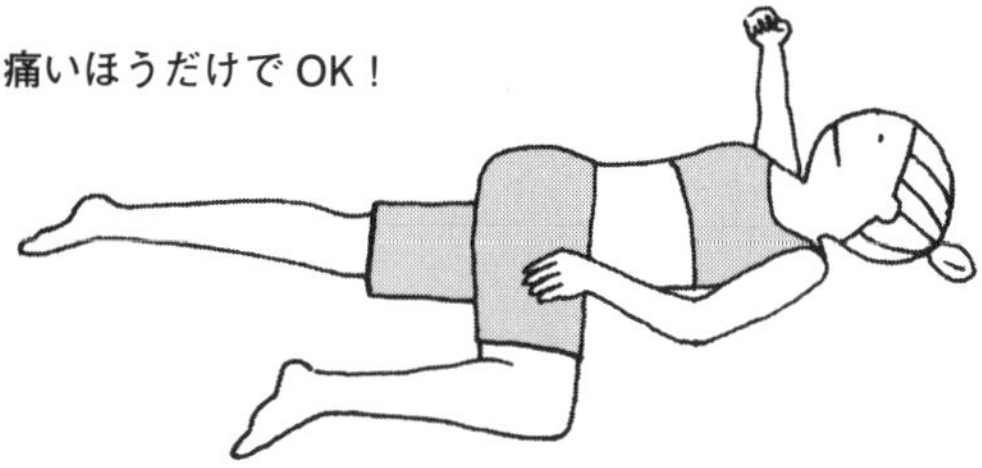

2

曲げたほうの足が、床から離れないように手で押さえたまま、今度は上半身を反対側にねじる。上半身と下半身がそれぞれ逆側にひっぱられ、腰がギュッと雑巾のように絞られているのをイメージしよう。

『腰椎分離症・すべり症』は初期の対応が肝心

それでは、〈体を後ろに反ると痛いタイプ〉の説明に移ることにしましょう。

『腰椎分離症・すべり症』は、体を反らせると腰の真ん中の骨が痛く、お尻の筋肉も痛いのが特徴。朝起きたときなど動きはじめに痛むことが多く、とくに仕事や家事、運動などで疲れた際に痛みが増す傾向があります。

痛みの原因は、腰椎後方の突起の疲労骨折。腰椎に疲労負担が蓄積したり、無理な動きが加わったりしたために、この部分の骨が割れたりずれたりしてしまうわけです。

このため、腰椎分離症・すべり症は、スポーツを行なう人にたいへん目立ちます。背中を大きく反らせた際に〝腰椎の後ろ部分〟に無理な力が加わって、骨折してしまうことが多いのです。とりわけ、バレーボールのアタックやバドミントンのスマッシュ、野球のキャッチャーの二塁けん制、フィギュアスケートの〝イナバウアー〟など、瞬間的に体を激しく反らせる動きは要注意。子供が部活動などで痛めるケースもしばしばですし、若いころスポーツをしていた人が、中年を過ぎたころになって発症するケースもあります。

仙腸関節のクッション機能回復がカギ

なお、腰椎分離症・すべり症は、初期の対

腰椎分離症と腰椎すべり症

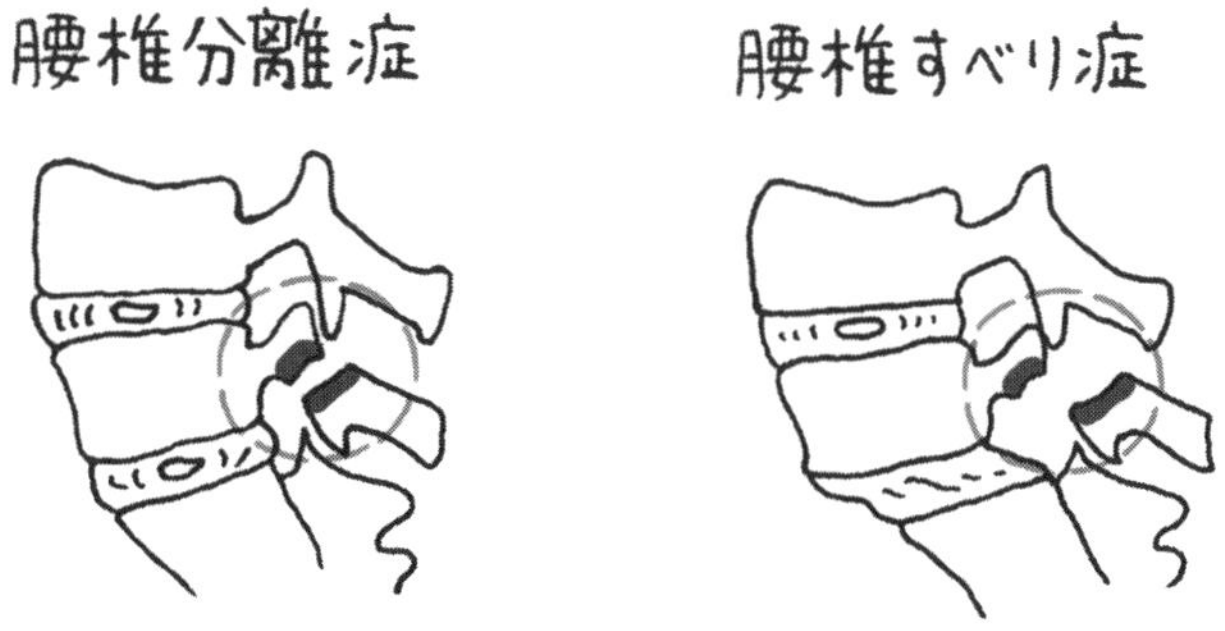

応が肝心。早めにコルセットを装着し、しっかり骨を固める必要があります。痛みをがまんして練習を続けたり、骨が固まりきらないうちに練習に復帰したりすると、てきめんに症状を悪化させてしまうのです。

また、腰椎に疲れがたまったり、疲労骨折しやすくなったりする背景には、仙腸関節の異常が大きく関係しています。骨盤のクッション機能がちゃんと働いていなければ、腰椎に衝撃が加わりやすくなるのも当然のことだと言えるでしょう。

ですから、仙腸関節に関節包内矯正を行なって機能を回復すると、痛みなどの症状が大きく軽減します。また、骨盤のクッション機能が回復すれば、腰椎の衝撃耐久力も大きくアップ。仙腸関節になめらかな動きを取り戻すことは、結果的に腰椎分離症・すべり症を予防することにもつながるのです。

つらい『脊柱管狭窄症』の痛みも大きく改善することができる

〈前かがみ腰痛〉の代表が『椎間板ヘルニア』なら、〈後ろ反り腰痛〉の代表は、『脊柱管狭窄症』です。

脊柱管狭窄症は、脊柱管という背骨の内側の管が狭くなり、その中を通る神経が圧迫されることによって起こる、中高年に多い腰痛です。とくに腰の痛みと足のしびれがひどく、『間歇性跛行《かんけつせいはこう》』と呼ばれる特徴的症状が見られます。

これは、歩きはじめて数分もすると、足腰の痛みやしびれで歩けなくなってしまい、少し休むと、また歩けるようになる症状。とくに背すじを伸ばして歩くのがつらく、背を丸めて歩くのは比較的ラクに感じられます。こうした症状は、夕方や天気が崩れそうなときに強まる傾向があります。

なりやすいのは、俳優さんやモデルさんなど、日頃から背すじを伸ばしていなければならない職業の人。もともと腰椎分離症・すべり症を患っていた人が脊柱管狭窄症に移行するケースも少なくありません。若いころから腰痛を引きずってきた人がなりやすい傾向も見られます。

体重が前にかかるよう仙骨を調整

なお、脊柱管狭窄症の症状を改善するに

脊柱管狭窄症のしくみ

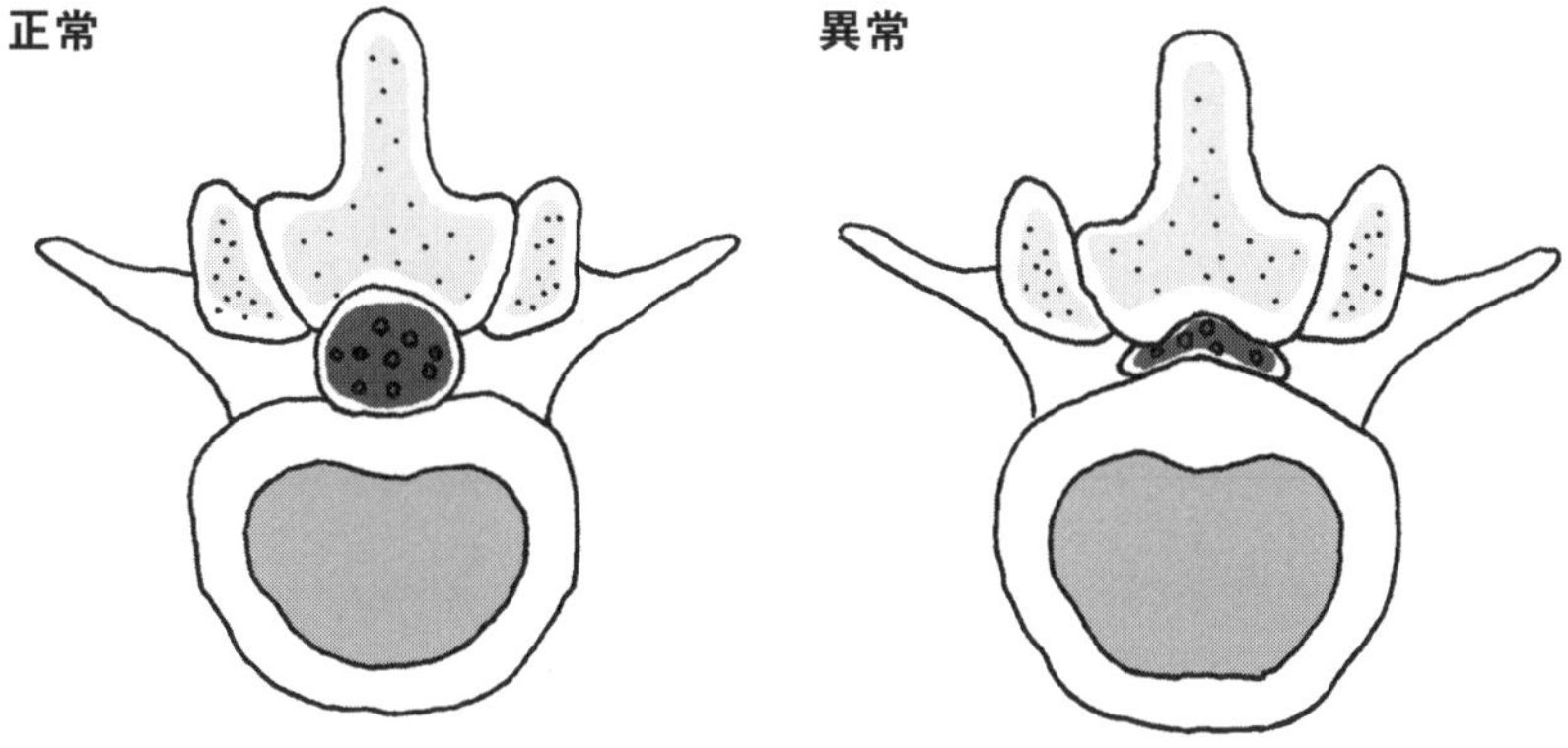

脊柱管が狭くなることで、管の中を通っている神経が刺激され、痛みが現れる。

は、関節包内矯正がたいへん有効です。

仙腸関節の機能を回復して動きをよくすると、脊柱管の圧迫が緩和されて痛みが軽減するのです。また、それと同時に仙骨の角度を調整して、体重を体の前のほうにかかるようにシフトします。そもそも脊柱管狭窄症は、前傾姿勢をとって体重を前寄りにかけていれば、あまり痛みを感じないもの。だから、痛みやつらさを大幅に改善することが可能になるわけです。

脊柱管狭窄症の治療では、手術という選択肢もあります。しかし、この手術は、全身麻酔で背中を切開し、腰椎を削って脊柱管を広げていくという大手術。しかも、手術をしても、痛みやしびれが残る場合があります。やはり、脊柱管狭窄症の悩みを解消するには、関節包内矯正というアプローチを選ぶほうが賢明なのではないでしょうか。

〈後ろに反ると痛い腰痛〉の人におすすめの生活のひと工夫

『脊柱管狭窄症』『腰椎分離症・すべり症』など、体を後ろに反ると痛いタイプの腰痛の方は、自分にとっての〝痛くないポイント〟をうまく探し当てることが大切です。

たとえば、脊柱管狭窄症であれば、背を伸ばして歩くよりも、前かがみになって歩くほうがずっとラクですし、体を前傾させて乗る自転車もラクに感じられます。前かがみになると、脊柱管を通っている神経に対する圧迫が少なくなるため、それほど痛みやしびれを感じずに行動することができるのです。

ですから、腰をあまり反らしすぎず、体重を前のほうにかけて立ったり歩いたりする姿勢のクセをつけるといいのです。関節包内矯正を行なったうえで、重心をかけるコツやポイントがつかめてくると、痛みを恐れずに歩けるようになり、行動半径や生活の幅が大きく広がるはずです。

それに、痛いからといって、歩いたり外出したりするのを億劫《おっくう》がっていると、体の血液の巡りが悪くなったり筋肉が衰えたりして、状態が悪化してしまうことになりかねません。できるだけ自分の足で歩き、外の空気を吸う心がけが必要です。

私は、脊柱管狭窄症の患者さん方には、1日に20分程度の散歩を習慣にすることをおすすめしています。歩くスピードはゆっくりで構いません。また、痛みやしびれがひどいときは、自転車に乗っても、カートを押しても構いません。「出歩くことによって治していく」というつもりで、積極的に外に出るようにするといいでしょう。

冷え対策は季節を問わず万全に

なお、脊柱管狭窄症や腰椎分離症・すべり症は、体が冷えるとてきめんに悪化します。腰はもちろん、全身を冷やさないよう、しっかりガードするようにしてください。

そして、毎日ゆっくりお風呂で温まるようにしましょう。痛みがひどいときは、1日2回入浴するのもＯＫ。

とにかく、体は冷やさずに常に温めておくこと。これは、脊柱管狭窄症や腰椎分離症・すべり症の人だけに限らず、腰や他の関節に痛みを抱えるすべての人に共通して守っていただきたい生活の基本です。冬だけでなく、夏の冷房にも要注意。季節を問わず、冷えへの対策を怠らないようにし、カイロや温湿布を貼るなどして温めましょう。その際、腰痛の人は、痛む側の腰・お尻・ひざの外側の3か所に貼るようにしてください。

それと、温かい布団でぐっすり眠ることも大切。ただ、〈前かがみ腰痛〉は硬めの布団がいいのに対して、〈後ろ反り腰痛〉の場合はややややわらかめの布団で寝るほうが適しています。

このタイプの腰痛は、原因が疲労骨折や脊柱管の圧迫であるため、布団に患部を包み込むようなややわらかさがあるほうがいいのです。さらに、患部を刺激しないよう、なるべく寝返りを控え、横向きに体を丸める姿勢で寝るようにするといいでしょう。

「後ろに反ると痛いタイプ」の人が日常気をつけること

普段から意識すること

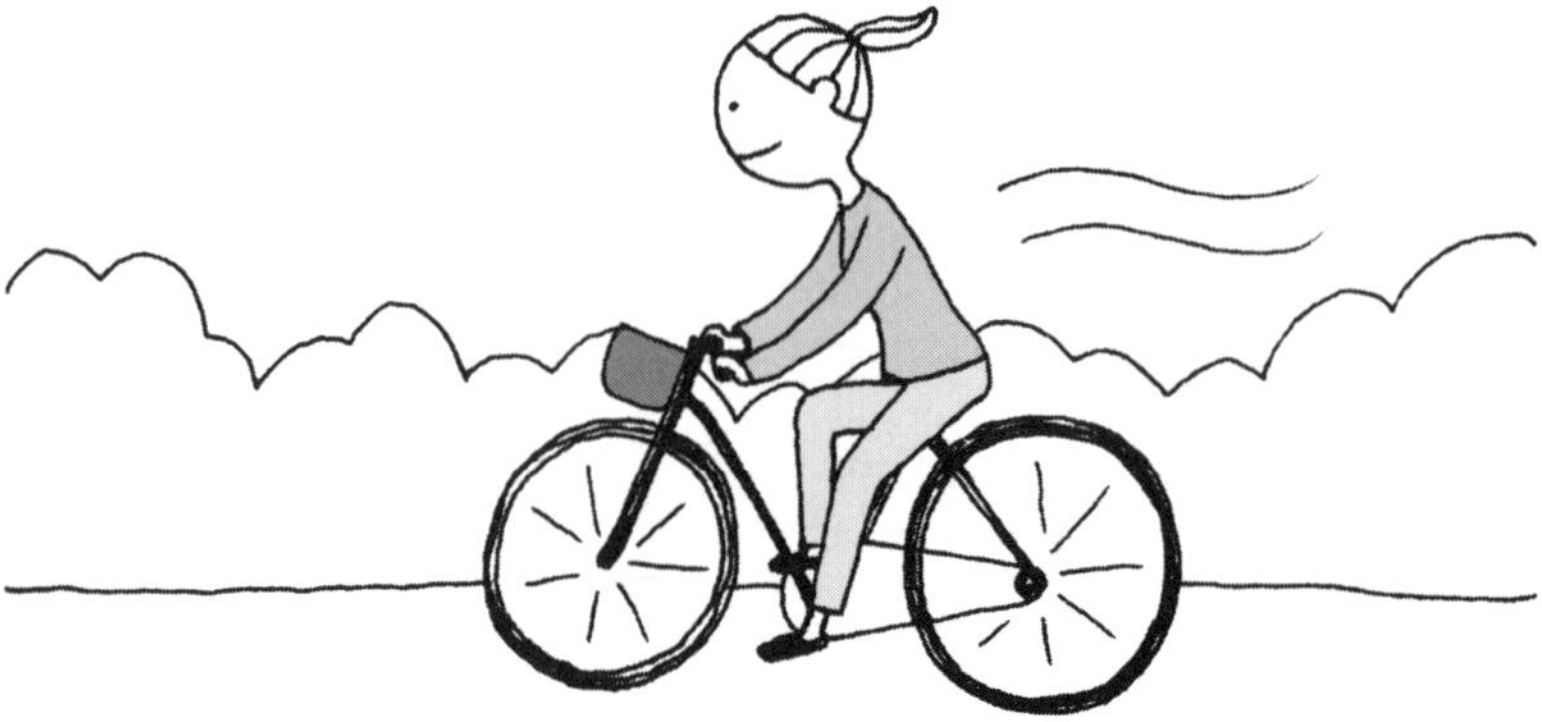

移動がつらいときは自転車に乗る

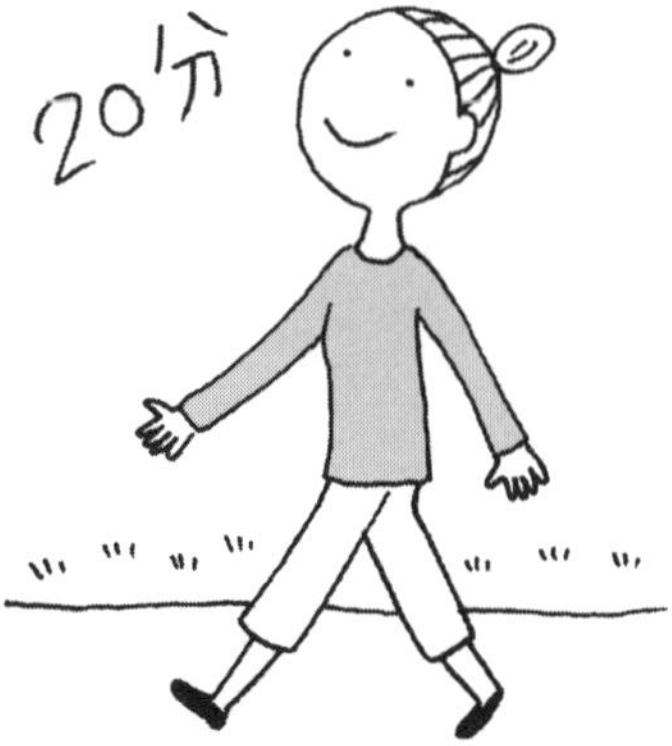

1日20分の散歩

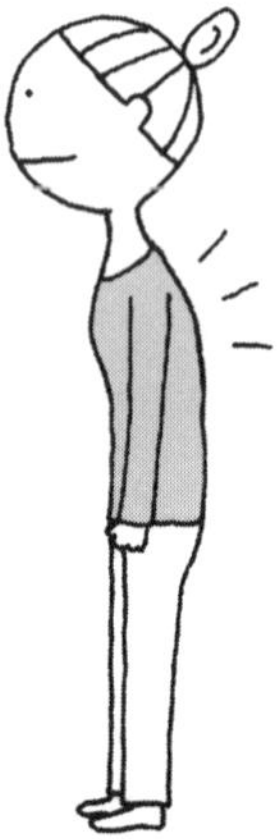

やや背中を丸める

冷え対策をする

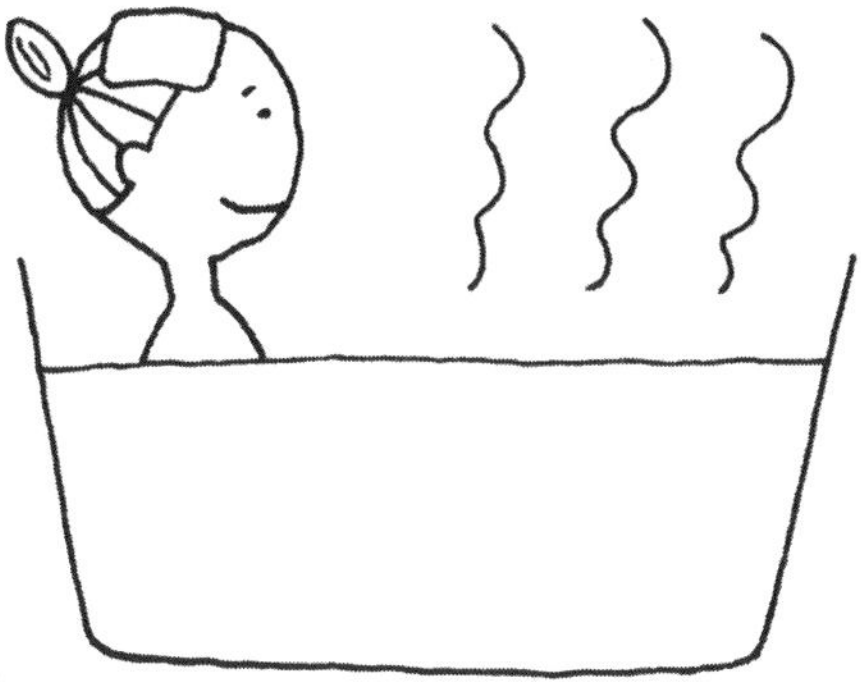

1日2回の入浴

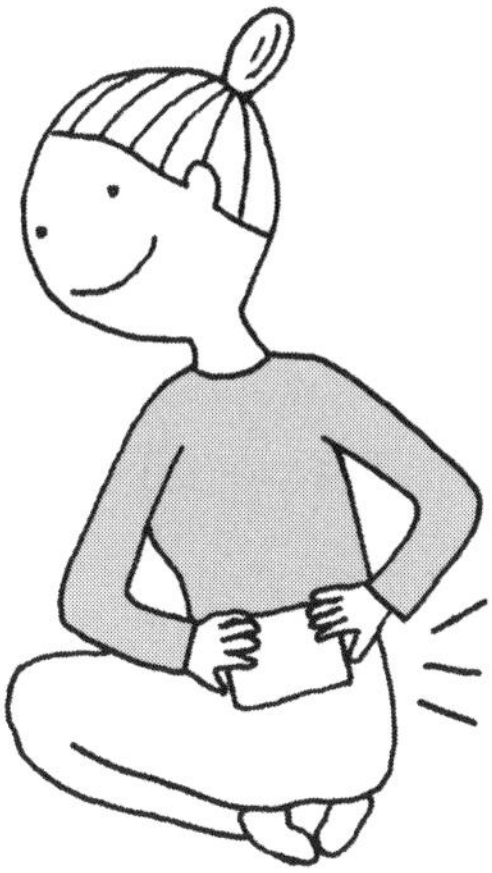

カイロで温める

布団の選び方

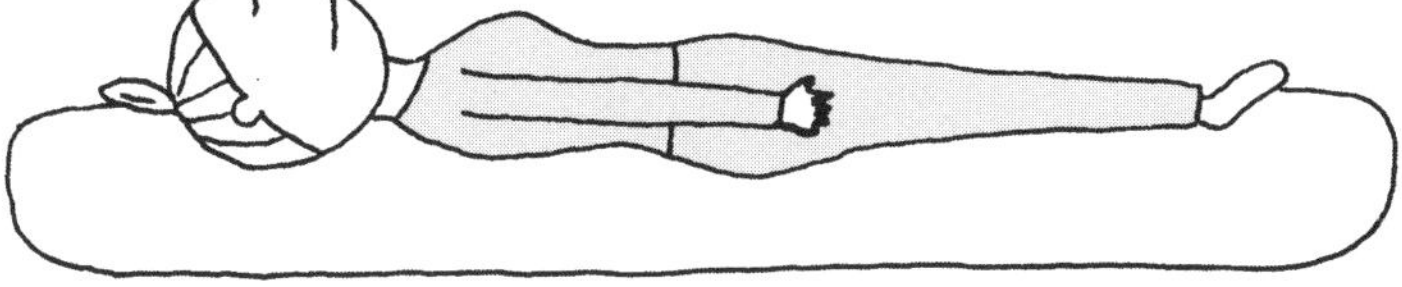

やや、やわらかめの布団で寝る

〈後ろに反ると痛い腰痛〉の人は『ジャングルジム体操』を習慣に

体を後ろに反ると痛いタイプの腰痛の人は、意識的に〝体を丸める動き〟をするのがおすすめです。そのために私が患者さんに推奨しているエクササイズが『ジャングルジム体操』です。

これは、左上の図のように、ジャングルジムなどにつかまって、体を深く折り曲げる体操です。単純なエクササイズではありますが、これを行なうと、狭くなった脊柱管のスペースが広げられ、症状の緩和につながるのです。ぜひ、公園に散歩に行ったときなどに行なってみるといいでしょう。ただし、高齢の方はジャングルジムから落下しないように十分に注意してください。

また、ジャングルジム体操と同じ理屈で、左下図の『体丸め体操』を行なうのもおすすめ。こちらは、床に正座をして、おなかの奥のほうにバスタオルやクッションなどを挟んだうえで、上体を前方へ倒していくエクササイズです。パートナーの方がいれば、体を丸めた際に背中を押してもらうといいでしょう。

日頃から体を丸めるエクササイズをやっていると、後ろに偏った重心バランスを前寄りに引き戻す効果も期待できます。『腰の簡易版・関節包内矯正』とともに、毎日の習慣にするといいでしょう。

ジャングルジム体操

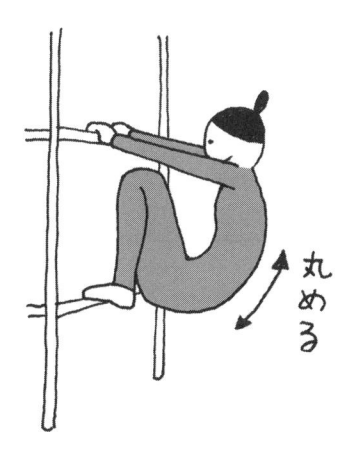

公園のジャングルジムの棒を両手で持ち、次に両足を低い棒にかけ、体重をかけて腰を丸める。落ちないよう、手は棒から放さないよう注意して。

体丸め体操

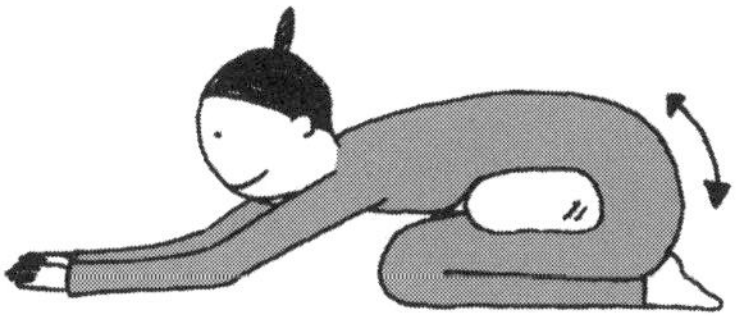

正座の姿勢で丸めたバスタオルをおなかの奥のほうに挟み、ゆっくりと体を丸めて上体を前方へ倒していく。これを3回繰り返す。

腹筋や背筋は鍛えなくても大丈夫

「腰痛を防ぎたいんだったら、腹筋や背筋をちゃんと鍛えなきゃ。じゃないと、いったんは治っても、また再発するよ」――きっとみなさんも、こんな発言を耳にしたことがあるのではないでしょうか。

でも、これはウソです。

腰痛には、筋肉量はさほど関係ありません。それは、筋肉を鍛え上げたスポーツ選手に腰痛が多い点からも分かります。腹筋が縦割れしているくらいしっかりついているのに、なかなか腰痛と縁が切れない選手も少なくありません。

もちろん、普通に歩いたり走ったりするくらいの腰回りの筋肉量は必要です。ただ、それだけあれば十分で、ジムに通って腹筋運動や背筋運動をがんばる必要などまったくないのです。

むしろ、無理に筋トレをすると、かえって腰の状態を悪くしてしまうこともあるので気をつけなくてはなりません。

たとえば、急性腰痛（ぎっくり腰）になった人は、2～3日は安静にして、その後通常の生活にシフトしていくのがいいとされています。しかし、安静期を過ぎたころ、早く治すつもりで腹筋などの筋トレを行なう人が少なくないのです。こういう完全に治りきって

腰痛予防の間違った運動

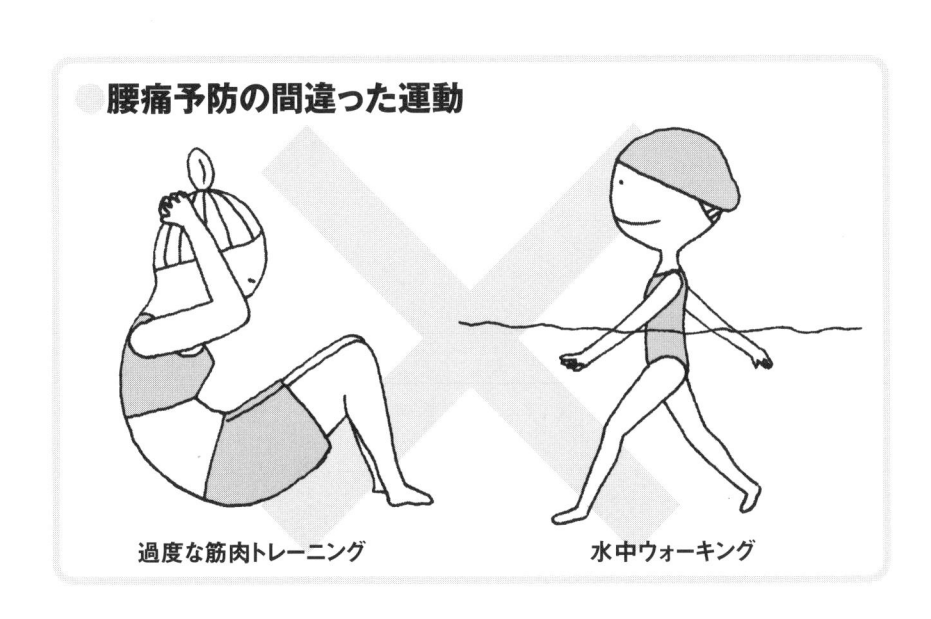

いない中途半端な時期にトレーニングをすると、症状がぶり返してしまうことにもなりかねません。

水中ウォーキングは腰にはNG

なお、腰痛予防のために、水泳や水中ウォーキングを行なっている人も多いと思いますが、これもあまりおすすめできません。

理由は体が冷えてしまうからです。腰痛には冷えは禁物。水中に長くいると、冷えから血行不良になり、腰の状態が悪化してしまうことが多いのです。たとえ温水プールだとしても、その水温は体温より低く、やはり冷えにつながってしまいます。

腰痛を防ぐ運動に関しては、〝間違った常識〟を身につけてしまっている人が多いもの。ぜひ、正しい知識を持って予防と治療につとめるようにしてください。

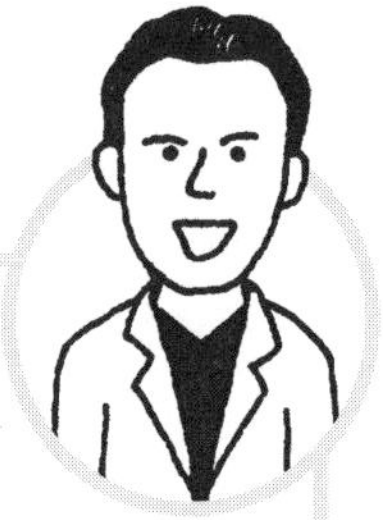

Column

関節の常識　ウソ・ホント❷

『ぎっくり腰』っていう病名はないって本当?

植木鉢や重い荷物を持ち上げようとした際、腰にギクッという激しい痛みが走り、その場でへたり込んでしまう――みなさんのイメージする『ぎっくり腰』は、おそらくこんな感じでしょうか。

でも、『ぎっくり腰』という疾患名はありません。これは俗称で、正式には『急性腰痛』と呼びます。『急性腰痛』は、筋筋膜性腰痛や椎間板症でも起こりますし、椎間板ヘルニアでも起こります。急性腰痛を起こした拍子に、椎間板ヘルニアが発生したり、悪化したりすることもめずらしくありません。

原因は、腰の筋肉の累積疲労。こりなどの疲労を放っていると、腰の筋肉がパンパンに張ってしまいます。その緊張した腰の筋肉が、突然異常収縮を起こして腰椎を大きくひっぱるために「ギクッ」という痛みを感じるわけです。

こうした場合、腰の筋肉と腰椎が元の状態に戻るまで、２～３日は安静を保たねばなりません。ただし、３～４日目くらいからは、多少痛みが残っていても〝通常モード〟で生活するほうが、治りは早くなります。

また、何度も繰り返している人は、関節包内矯正で仙腸関節の動きをよくすると、腰に疲労がたまりにくくなって、急性腰痛が起こらないようになります。きっと、荷物を持ったときや腰をかがめたとき、くしゃみをしたときの「ギクッ」が怖くなくなるはずです。

Part

3

肩こり・首痛は99%完治する

「つらくなったらマッサージ」はもうやめよう

肩や首のこりに悩まれている方は大勢いらっしゃいます。今の日本で肩や首が全然こっていない人を探すのは、かなり難しいのではないでしょうか。

ただ、それほど悩んでいる人が多いにもかかわらず、「肩や首のトラブルをしっかり治そう」とまじめに取り組んでいる人は非常に少ないのです。

ほとんどの人は、肩や首にこりや張りなどを感じたとしても、すぐに解決しようとせずに問題を放置してしまいます。また、「症状がつらくなってきたら、マッサージ屋さんに行く」という人も多いことでしょう。しかし、マッサージをしても、一時的にこりが解消するだけで、数日もすれば元通りになってしまうはず。とても根本的な問題を解決するには至りません。しかも、「こりがつらい→マッサージ」というパターンを繰り返しているうちに、「つらい」などという程度を通り過ぎ、悲痛なくらいに状態をこじらせてしまう人が後を絶たないのです。

ごまかしていると確実に悪化してしまう

おそらく、みなさんの中にも、次のような症状が出てきてしまった方が少なくないのではないでしょうか。

肩こり・首痛が起こる流れ

長時間の同じ姿勢（デスクワークなど前かがみの姿勢）
……ストレートネック形成

↓

首こり・肩こり
……筋肉疲労・血行悪化

↓

（骨盤の仙腸関節の動きが悪くなり、腰痛が現れる場合もある）

↓

頸椎症
……首や肩のこりや痛み・手のしびれ・頭痛・吐き気など

↓

頸椎椎間板ヘルニア
……首や肩のひどい痛み・手の運動障害やしびれ、麻痺など

・首や肩が鉄板のようにがちがちにこっていて、痛みも感じる
・こりがひどくなると、決まって頭痛や吐き気、めまいなどがする
・首や肩のこりだけでなく、手までしびれる
・くしゃみをすると、首が響くように痛む
・首や肩の調子が悪いと、原因不明の体調不良に襲われる

これらは、いずれもこりや痛みを長く引きずってしまったために起こる症状。首や肩の筋肉がコチコチにこり固まって、頸椎や神経にまで悪影響を与えているのです。

ですから、首や肩の不調をいつまでもごまかしていてはいけません。こりや痛みの本当の原因に光を当てて、治療や生活改善を行なえば、こうした症状は確実に治ります。そして、首や肩を長年の苦しみから解放させることができるのです。

症状悪化のいちばんの原因は『ストレートネック』

人間の頭は体重の約10％もの重さがあるとされています。体を縦にしている限り、首はずっとこの重量を支え続けているのです。

ところで、みなさんは『ストレートネック』をご存じでしょうか。これはゆるやかに曲がっているはずの頸椎のカーブが消失して、まっすぐになってしまった状態のこと。きっと、整形外科などで指摘されたことのある人も多いことでしょう。

じつは、このストレートネックこそ、首や肩の症状を悪化させる最大の原因なのです。

そもそも、人間の脊椎はS字状にカーブしているもの。このカーブは、体にかかる荷重負担や衝撃を分散させるという非常に大切な役割を担っています。頸椎のゆるやかなカーブは、脊椎S字カーブの起点に当たり、上からかかってくる重みを効果的に緩和させているわけです。

ところが、その頸椎にカーブがなくなってしまったらどうなることでしょう。当然、体重の10％もある頭の重みがまともにかかってきてしまいます。頸椎を支えている首や肩の筋肉にも絶えず大きな負担がかかることになり、累積疲労からこりや張りなどが生じやすくなるでしょう。また、キャパシティを超えた圧力がかかり続ければ、頸椎や椎間板にも

ストレートネックになっている頸椎　　正常な頸椎

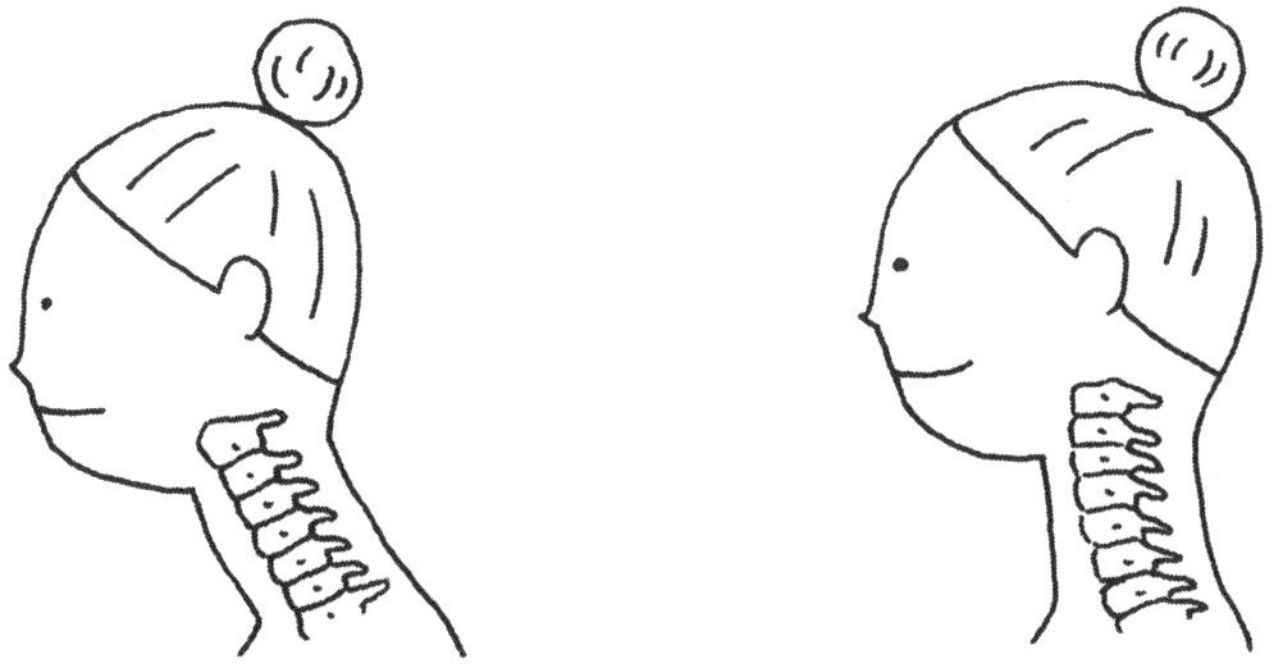

右が正常な頸椎で、ゆるやかに弯曲している。ストレートネックになると、このゆるやかなカーブが失われてしまう。

異常が現れやすくなります。

つまり、ストレートネックは、〝すべての首や肩の病気の入り口〟のようなもの。放置していると、首や肩に次から次に疲労がたまっていき、やがてあまりに過酷なプレッシャーに音《ね》を上げることになってしまうのです。

8〜9割の人はストレートネック

では、ストレートネックはいったいどうして形成されるのか。

いちばんの理由は、〝悪い姿勢〟。とりわけ、うつむきや前かがみの姿勢をとる習慣です。いつも頭を前に突き出していると、首に負担がかかり、その日々の負担が積み重なって頸椎を徐々にまっすぐにしていってしまうのです。

みなさんも、日常生活でうつむいたり前かがみになったりすることがいかに多いかを考えてみてください。

仕事でパソコンにしがみついているとき、携帯電話や携帯ゲームの画面に夢中になっているとき、電車の中で本を読んでいるとき、車を運転しているとき……。いつもいつも頭を前に突き出してはいませんか？　そういうとき、首は頭を支えるために、ずっと重さに耐え続けているのです。

こうした首に悪い姿勢が毎日何時間も続けば、ストレートネックにならないほうがおかしいというもの。今の日本のように、首を酷使する環境が当たり前になっている状況では、老若男女を問わず、誰もがストレートネックになって当然です。

実際、まったく問題のない健康な頸椎の持ち主はほとんどいません。私は、程度の差こそあれ、日本人の8～9割にストレートネックの兆候があるとさえ見ています。

自分の力で改善することも可能

自分がストレートネックかどうか気になってきた方は、左ページのチェック法を試してみてください。

図のように壁を背につけて自然に立ったとき、後頭部が壁につかないならストレートネックです。また、意識して頭を反らさないと後頭部が壁につかない人も、ストレートネックの可能性が高くなります。

なお、後でくわしく述べますが、ストレートネックを改善するには、過酷なプレッシャーから頸椎を解き放つことが肝心です。前かがみやうつむき姿勢を矯正したうえで、『首の簡易版・関節包内矯正』や80ページの『あご引きエクササイズ』を習慣にするといいでしょう。こうした習慣を日々積み重ねれば、失われたカーブが徐々に回復してくるはずです。

ストレートネックの自己チェック法

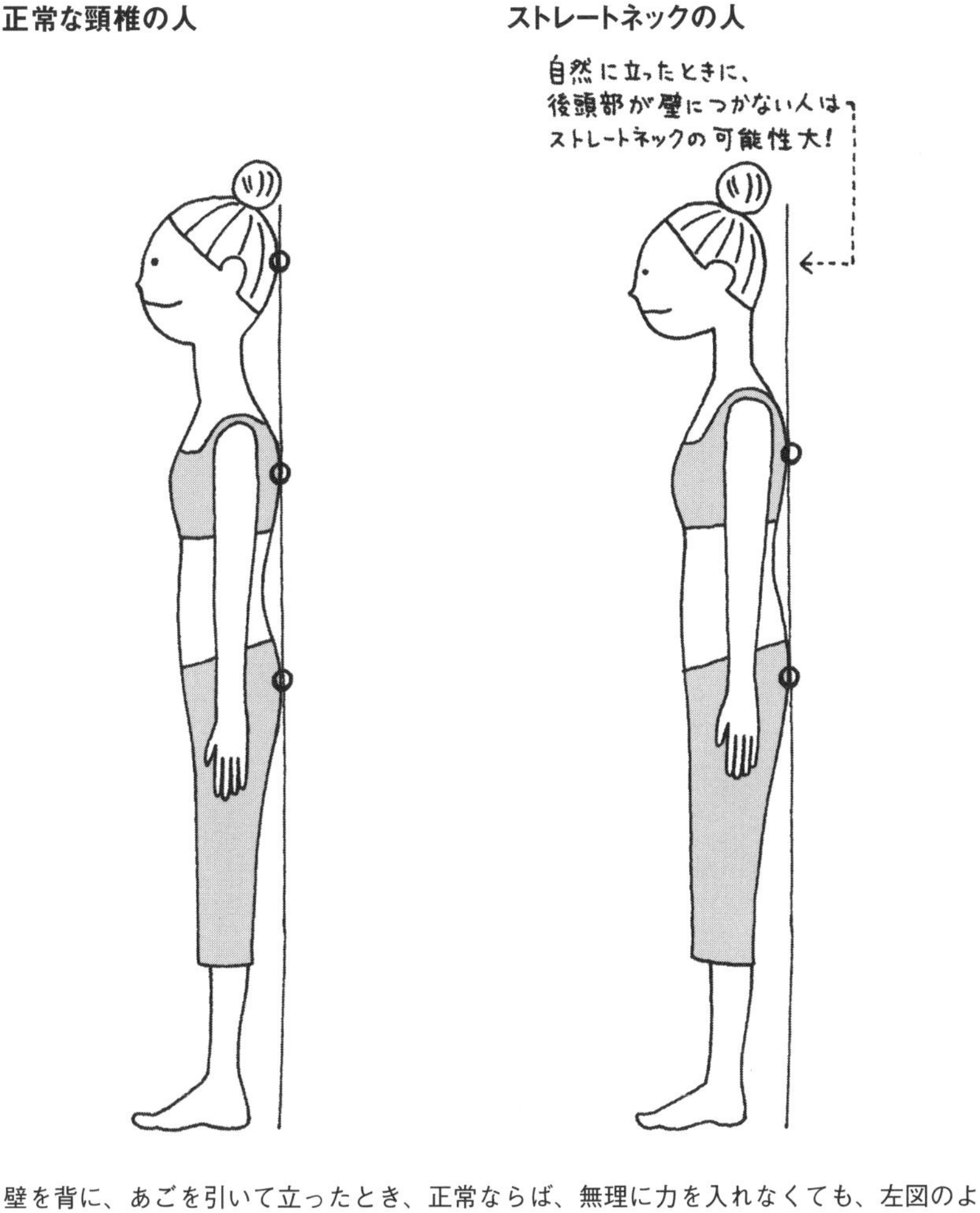
正常な頸椎の人
ストレートネックの人
自然に立ったときに、
後頭部が壁につかない人は
ストレートネックの可能性大！

壁を背に、あごを引いて立ったとき、正常ならば、無理に力を入れなくても、左図のように後頭部、肩甲骨、お尻の３か所が壁につくはず。

頸椎症や腕のしびれを甘く見てはいけない

頸椎症とは、首こりや肩こりの症状が悪化してしまい、頸椎に何らかの問題が発生している状態です。腕や手にしびれなどの症状が出ることも多く、『頸肩腕症候群《けいけんわん》』という名でも呼ばれています。また、ときとして、頭痛やめまい、耳鳴り、吐き気などの症状を伴う場合もあります。

頸椎症を起こしている人は、パソコンを使ったデスクワークが多い人や長時間車を運転する人、歯医者さんやお菓子職人などに多く見られます。そして、そういう人はまず間違いなくストレートネック。日々うつむきや前かがみの姿勢をとっているうちに、頸椎のカーブが失われてしまったわけです。

カーブがなくなると、頭の重みが頸椎にまともにかかり、そういうプレッシャーの高い状況が長く続くと、頸椎の椎間板がつぶれたり変性を起こしたりするようになってしまいます。これがひどいこりや痛み、腕や手のしびれのもとになっているのです。

なお、腕や手のしびれの症状が頸椎症からきているのかどうかは、左ページのような頸椎テストでチェックすることができます。しびれなどの症状のある側に頭を傾けてみて、その症状が強くなるなら、頸椎に異常があると見て間違いありません。この頸椎テストで

頸椎症による腕のしびれチェックテスト（スパーリングテスト）

1

頭を後ろに反らし、腕のしびれや痛みがある側に頭を傾ける。

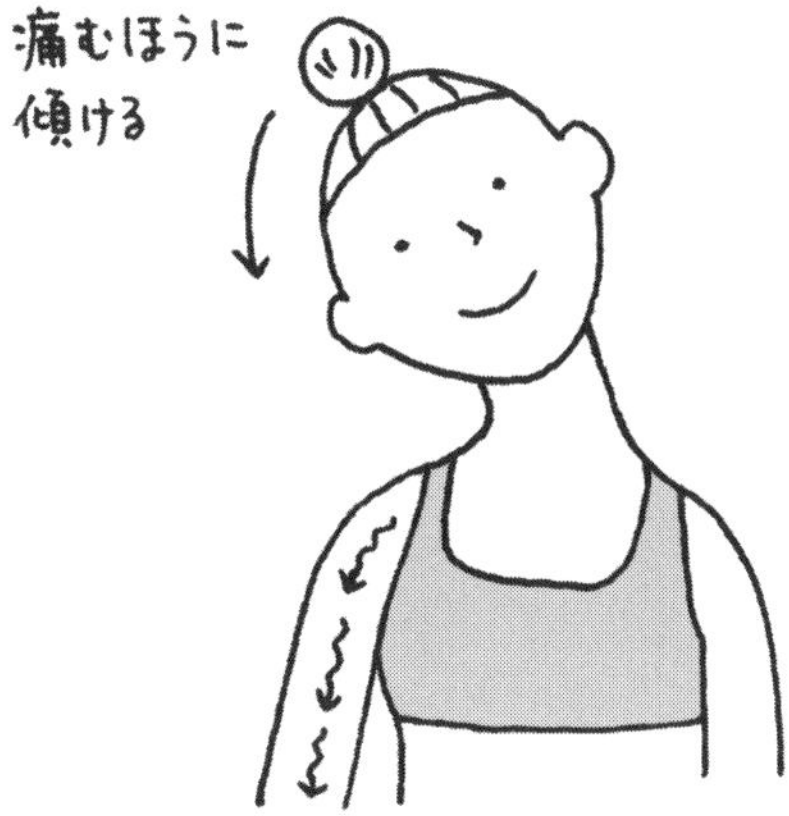
痛むほうに
傾ける

2

腕や手のどの部分に症状が出るかで、頸椎のどこに異常があるか分かる。

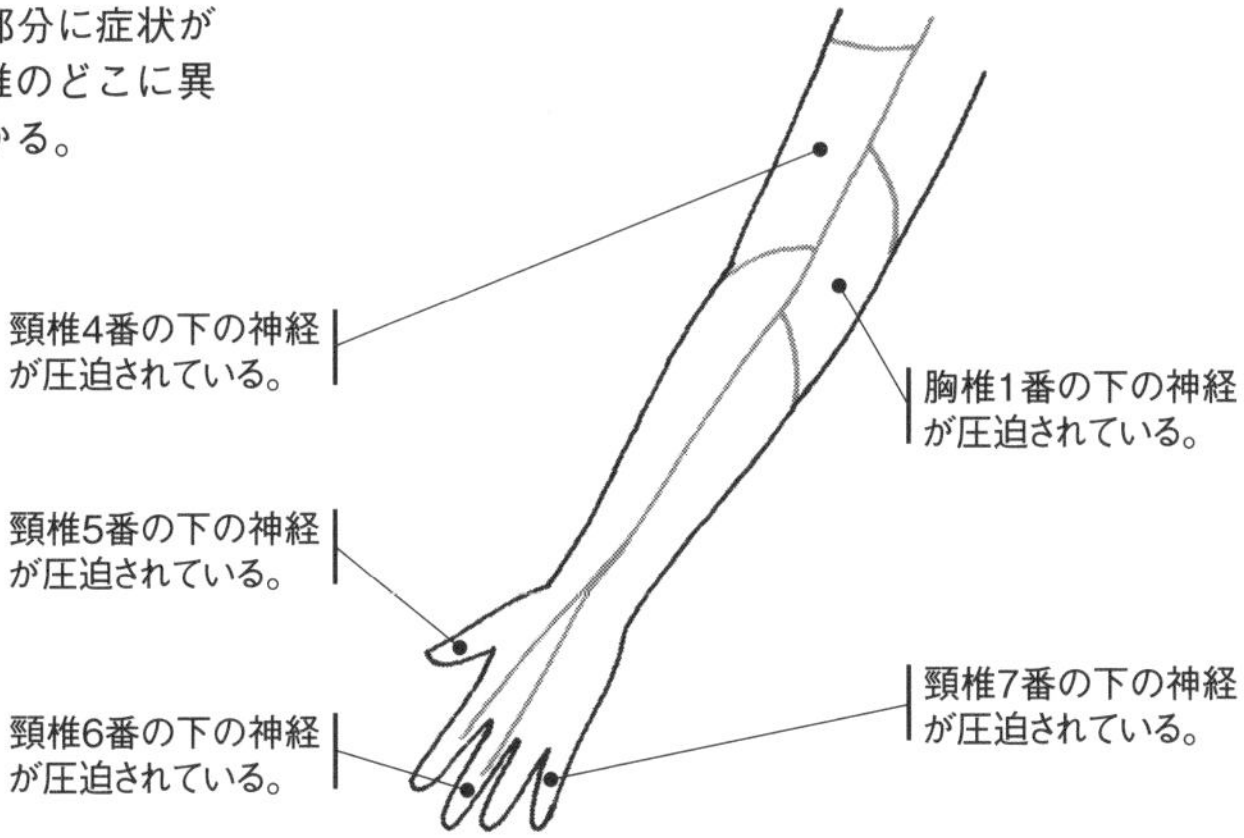
頸椎4番の下の神経が圧迫されている。
胸椎1番の下の神経が圧迫されている。
頸椎5番の下の神経が圧迫されている。
頸椎7番の下の神経が圧迫されている。
頸椎6番の下の神経が圧迫されている。

は、腕や手のどこがしびれるかによって、どの頸椎に異常があるかを、ある程度特定することも可能です。

いずれにしても、頸椎に異常があるのなら、もう問題を放置していてはいけません。中には、この段階になっても、まだマッサージで解消しようとする人もいますが、痛みやこりの原因は頸椎なのですから、筋肉をほぐしても問題は何ら解決しません。しかも、この時期にしっかりと頸椎症を治しておかないと、さらに病状が悪化し、頸椎椎間板ヘルニアへと症状が進んで行ってしまうことが少なくないのです。

くしゃみをすると電流が走るように痛む

頸椎椎間板ヘルニアについても、簡単に説明しておきましょう。

『首のヘルニア』と呼ばれる頸椎椎間板ヘルニアは、頸椎のつぶれた椎間板から髄核がはみ出してしまった状態です。はみ出したヘルニアが神経に触れて刺激するため、激しい首の痛みや腕や手のしびれに見舞われるのです。

症状の特徴は、おおよそ次のようなもの。咳やくしゃみをすると、首から肩にかけて電流のような痛みが走る場合もありますし、手や腕のしびれや麻痺がひどく、日常生活に支障が出る場合もあります。また、首を後ろに反らすと激しく痛むのに、元に戻すと痛まないこともあります。この場合は、首を後ろに反らすたびに、ヘルニアが神経に触れていることになります。

ともあれ、このような状態になったら、治療を急がねばなりません。頸椎椎間板ヘルニアを放っていると、頸髄症へと移行してしまうこともあります。頸髄症になると、しびれや麻痺、痛みが足にまで及び、場合によっては、歩行や排尿といった日常レベルの行動に支障が出ることもあるのです。

『首のヘルニア』も自然に引っ込む

では、頸椎症や頸椎椎間板ヘルニアをどう治せばいいのか。

後ほどくわしく紹介しますが、これらには、首と腰の両方に関節包内矯正を行なう方法が有効です。関節包内矯正で首と腰の要所をゆるませ、ストレートネックを矯正すると、頸椎にかかる重心バランスが変わって、頸椎がプレッシャーから解放されるのです。ずっと悩まされ続けた痛みやしびれも消えてなくなることでしょう。

それに、腰痛の章でも述べたように、ヘルニアは、椎間板にかかる荷重バランスを整えて、環境さえよくしてあげれば、〝元の鞘に収まるように〟自然に引っ込んでいくもの。これについては、腰の椎間板も、首の椎間板も変わりません。実際、たいへん多くの患者さんが、関節包内矯正によって頸椎椎間板ヘルニアから解放されています。

もちろん、頸椎椎間板ヘルニアの場合も、手術という選択肢はあります。ただし、これは神経や血管が込み入った首を切開するリスクの高い手術。私は、よほどの重症でない限り、頸椎椎間板ヘルニアでは手術の必要はないと考えています。たとえ整形外科で手術を勧められても、事前に関節包内矯正を検討してみるほうがいいでしょう。

ただし、症状が頸髄症まで進んでしまうと、もう手術をするしか治療手段がなくなってしまいます。ですから、首・肩のこりや痛み、腕のしびれは決して甘く見ず、症状をこじらせないうちに早く治してしまうほうがいいのです。

頭痛や吐き気などの不定愁訴は首の不調から起こることが多い

首や肩の激しいこりや痛みを抱えている人には、同時にさまざまな不定愁訴も抱えているケースが少なくありません。

その症状は多岐にわたります。比較的多く見られるのが緊張性頭痛、めまい、吐き気、耳鳴り、イライラなどです。その他にも、冷えやほてりを感じやすくなったり、精神的に落ち込みやすくなったりと、あたかも自律神経失調症のような症状が現れる場合もあります。

私は、こうした一連の症状も、本《もと》を正せばストレートネックからきているのではないかと考えています。ストレートネックによって頸椎の荷重負担が増すと、その重みから首の筋肉や頸椎椎間板が疲弊して、頸椎の椎間関節がだんだん狭くなっていってしまいます。中でも、〝頭と首の境目の関節〟に相当する後頭骨と第1頸椎の間が狭められると、そこを通っているたくさんの神経が圧迫されてしまうことになります。さまざまな症状が引き起こされるのは、これが原因ではないかと考えているのです。

なぜかと言えば、〝頭と首の境目の関節〟をゆるめる関節包内矯正を施すと、首のこりや痛みとともに、こうした不定愁訴がきれいにとれていくケースがたいへん多いからで

後頭骨と第1頸椎の境目

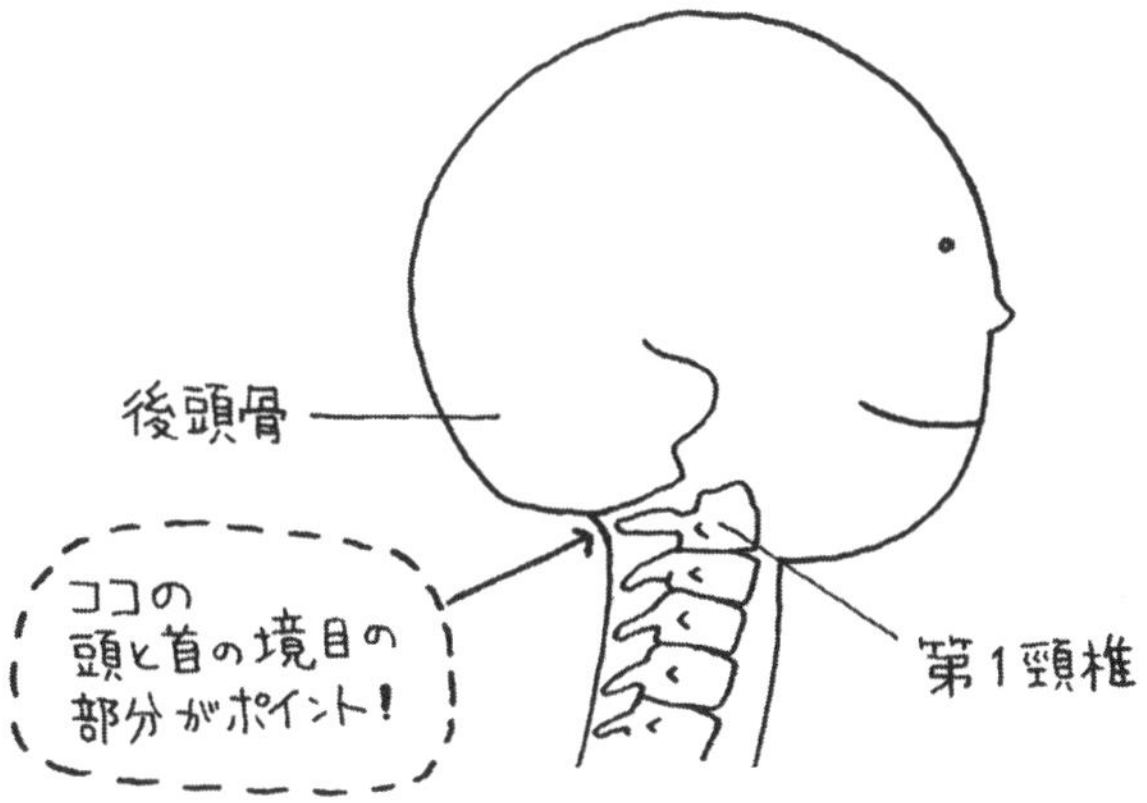

す。しかも、ストレートネックが治って荷重負担が軽減されてくると、体調がより上向きになってきます。圧迫されていた神経がプレッシャーから解放されたために、心身が正常に動き出すのでしょう。

〝頭と首の境目〟は上半身の健康のカギ

とにかく、〝頭と首の境目の関節〟は、上半身の健康をキープするうえでの大きなポイントなのです。その重要性は、下半身の健康のポイントである仙腸関節に匹敵すると言ってもいいでしょう。

みなさんの中にも〝原因の分からない体調不良〟を抱えている方がいらっしゃるかもしれません。もし、ストレートネックや首の不調もあるのなら、体調不良の原因として〝頭と首の境目の関節〟の異常を疑ってみるといいのではないでしょうか。

首と腰の関節包内矯正はセットで行なう

首や肩の症状を訴えて来院される患者さんに対し、私が関節包内矯正を施す場所はいつもだいたい決まっています。次の3つのポイントです。

①頭と首の境目の関節（後頭骨と第1頸椎の間）
②第1肋椎《ろくつい》関節
③仙腸関節

ざっと説明しておきましょう。

〝頭と首の境目の関節〟をゆるめることの重要性については先にも触れました。関節包内矯正でここをゆるめると、首・肩のこりや痛みなどの症状が解消され、頭痛やめまい、吐き気などの神経症状も軽減します。

また、②の第1肋椎関節は、第1肋骨のつけ根と胸椎が接する部分の関節で、ちょうど鎖骨の下辺りにあります。ここは、首から腕方面に向かう血管や神経の通り道になっていて、この関節が狭くなっていると、血管や神経が圧迫され、腕や手にしびれなどの症状が起こりやすいのです。だから、関節包内矯正によって関節を押し広げておく必要があるわけです。

さらに、③の仙腸関節にも関節包内矯正を施します。

骨盤の仙腸関節の動きは、首にも多大な影

響を与えています。仙腸関節に異常があれば、頸椎にも異常が起こりやすくなりますし、頸椎に異常があれば、仙腸関節に異常が起きやすくなります。実際、両者は連携して動いていて、治療のときに仙腸関節を触りながら頭を動かすと、仙腸関節が動いているのが分かるのです。

ですから、仙腸関節という土台の関節をゆるめることによって、頸椎の状態をいい方向へシフトすることができるわけです。それに、首と腰の両方に関節包内矯正を行なうと、上下の関節がゆるんで、脊椎のS字カーブが正常に機能するようになります。ストレートネックの人も、頸椎が元のカーブがある状態に戻りやすくなるのです。

つまり、首と腰はセットのようなもの。首と腰は、常につながって動いています。どっちの関節に問題があってもダメ。両方の歯車がかみ合ってスムーズに動くことによって、首、肩、腰は、本来の動きを取り戻すことができるのです。

セルフケアの効果が現れやすい

なお、こうした首・腰に対する関節ケアは、自力で行なうことも十分可能です。ぜひ、先に紹介した『腰の簡易版・関節包内矯正』と『首の簡易版・関節包内矯正』をセットで行なってみてください。

とりわけ、首・肩の不調は、セルフケアによる効果が現れやすく、頸椎症レベルであれば、簡易版・関節包内矯正だけで治ってしまうことが少なくありません。

また、次ページから紹介する体操や生活習慣を組み合わせれば、よりいっそうの効果を上げられるはず。みなさんどうぞ積極的に取り組んでください。

ストレートネックの人は『あご引きエクササイズ』を習慣にしよう

●あご引きエクササイズ

1 まず正しい姿勢で座る。

2 正しい姿勢のまま、あごを引く。

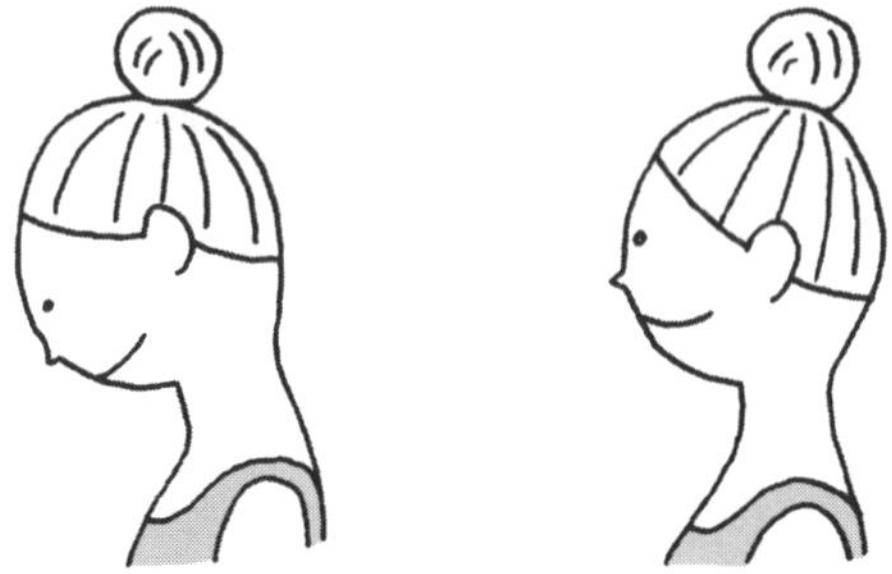

ストレートネックは、首・肩の不調の〝すべてのはじまり〟。長い年月、うつむきや前かがみなどを習慣にしていたために、頸椎のカーブが失われてしまったわけです。

これを治すために、効果的なものが『あご引きエクササイズ』です。

やり方は簡単。上図のように、正しい姿勢をとってあごに手を当てて、そのまま首ごと後ろへスライドさせるように押すのです。この際、頸椎の下のほうを奥へ動かすようなイメージで押し込んでください。

これを意識的に繰り返すのです。できれば、15分間隔で頻繁に行なうのが効果的。デスク

3 あごを引いたまま首ごと後ろへスライドさせるように押す。これを 2〜3 回繰り返す。

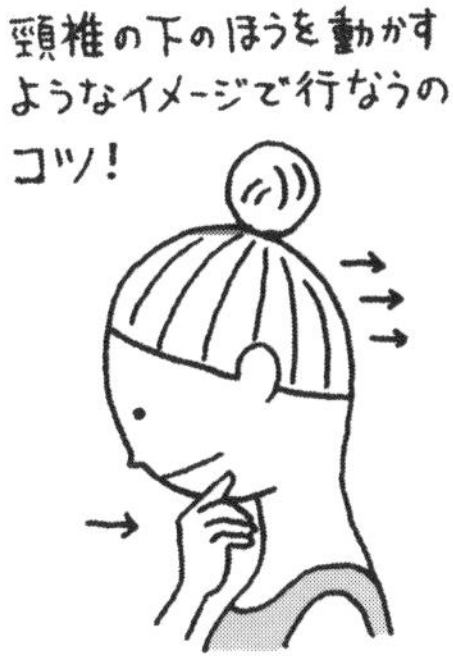
頸椎の下のほうを動かす
ようなイメージで行なうのが
コツ!

4 そのままの姿勢で顔を上向きに。

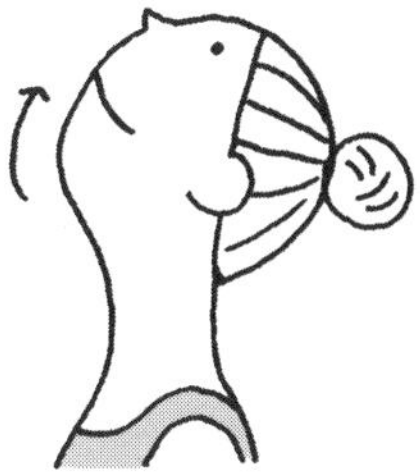

ワークの際、ちょっと手を休めるたびに行なうのもいいですし、電車内や家の中などで気づいたときに行なうのもいいでしょう。私は、車を運転する際、赤信号にひっかかるたびに行なうようにしています。

ストレートネックは、〝頭を前に突き出す〟習慣が積み重なって起こるもの。このエクササイズには、〝頭を後ろへ押し込む〟という逆の動きを習慣的に加えることによって、元の状態へ戻そうというねらいがあるわけです。つまり、〝日々の悪い姿勢の積み重ね〟でついてしまったクセは、〝日々のいい姿勢の積み重ね〟で治せばいいのです。

15〜30分おきの習慣にすれば、早い人なら2〜3週間でストレートネックが治るはず。また、治ってからも、ストレートネック予防の習慣として、このエクササイズを続けるようにするといいでしょう。

パソコンワーク中は胸を反らし、肩を後ろへ

パソコンに向かい、長時間うつむきや前かがみの姿勢をしていると、てきめんにストレートネックが進んでしまいます。パソコンや携帯電話などに向かう時間を少なくできればいいのですが、そうもいかないというのが実情でしょう。

そのため、パソコン作業中のストレートネック防止の工夫をいくつかご紹介しましょう。

まず、できるだけ背すじをまっすぐにして座り、頭やあごを前に出さないようにしっかり意識する。そのうえで、15分から30分間隔で『あご引きエクササイズ』を行なってください。また、30分に一度は席を離れ、軽く体を伸ばすといいでしょう。この際におすすめなのが左図のストレッチ。パソコンワーク中はどうしても肩をすぼませて前に出しがちなので、逆に胸を反らし、手を後ろに組んで肩を後ろへ引き戻すようにするといいのです。

また、ノートパソコンを使っていると、目線が低くなり、うつむきや前かがみの姿勢をとってしまいがちになります。パソコン画面への目線は水平にセッティングするのが基本。デスクトップ型のパソコンのほうが目線が上になりやすいので、ノートパソコンをお使いの方は、首・肩の健康のため、パソコンの買い替えを検討してもいいかもしれません。

日常の姿勢・動作で気をつけること

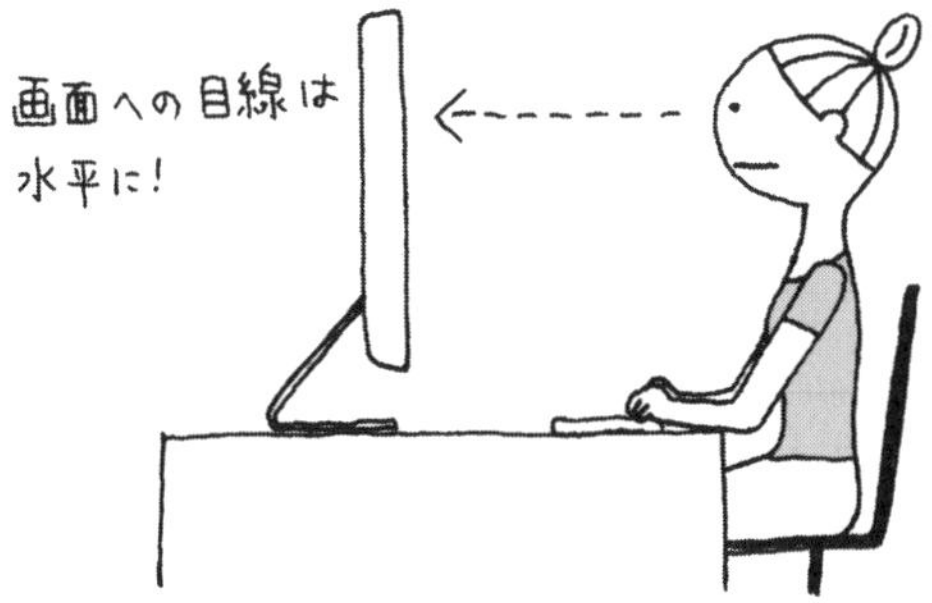

胸張りストレッチ

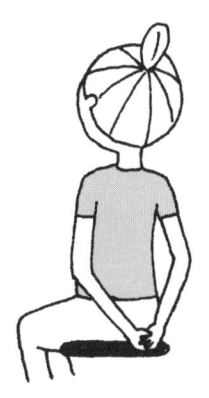

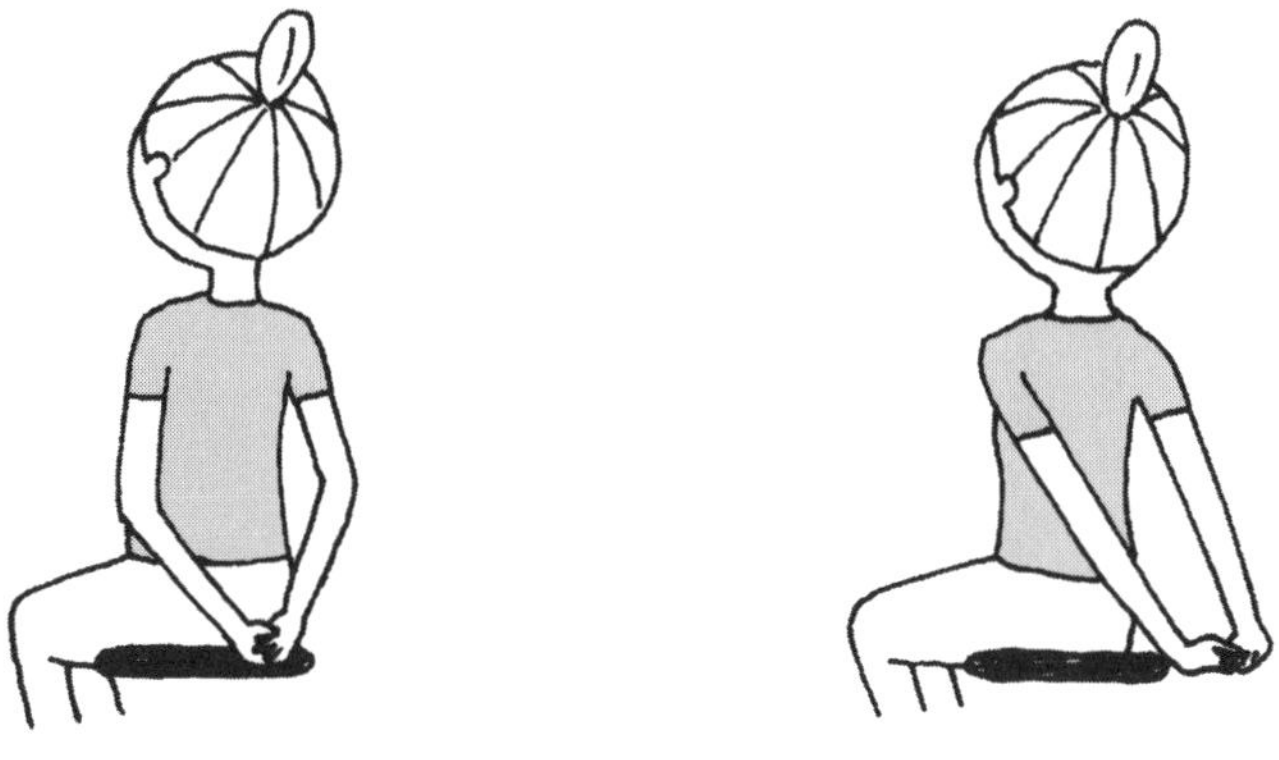

1 姿勢をよくして座り、そのまま後ろで手を組む。このとき、視線は前を向いたままになるように。

2 腕を後ろにグッと引き、一方で胸は前に突き出すようにして上体を反らし、肩を後ろへ引き戻す。腰がカーブするように意識する。

首・肩が不調な人は枕なしで寝るほうがおすすめ

私は、首や肩の不調に悩まれている患者さんには、〝枕なし〟で寝てみることをおすすめしています。

なぜなら、いつも高い枕で寝ていることが、首や肩のこりの原因になっているケースが少なくないから。高い枕で寝ていると、首の後ろの筋肉がひっぱられるような格好になります。一晩中そのような状態が続いていたら、首や肩の筋肉が緊張しっぱなしになり、こりが進んでしまうことでしょう。また、高い枕で寝ていると頭がずり落ちやすく、首が不自然な角度に曲がって寝違いを起こす原因にもなるのです。

ですから、試しに枕をはずしてみてください。もし、それでこりや痛みが緩和されるようなら、それまでの枕の高さが合っていなかったということ。実際、「枕をはずしただけで、こりがこんなにラクになるなんて」と驚く患者さんも大勢いらっしゃるのです。

頭の左右に低い枕を置いて寝る

それに、首や肩の不調がなくとも、枕は〝低め〟のほうがいいのです。仰向けに寝たときの枕は、バスタオルを3つ折りにしたくらいの高さがあれば十分。枕なしでもまったく問題はありません。

首こり・肩こり予防の睡眠方法

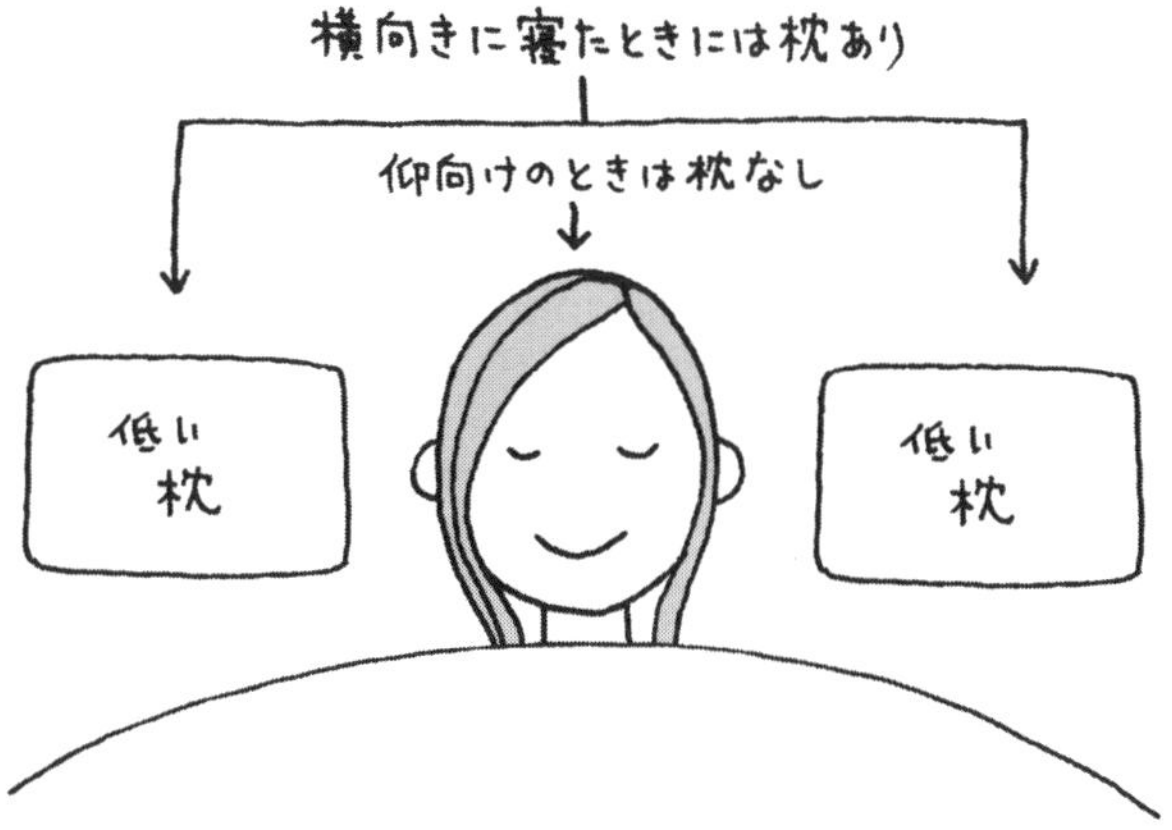

ただし、枕なしで寝ると、横向きになって寝た場合、肩幅の分だけ、首が曲がる格好になってしまいます。この場合は、低めの枕があるほうが首に負担をかけなくて済むでしょう。

そこで私がおすすめしているのが、上の図のような寝方です。要するに、仰向けのときは枕なしの状態で寝て、左右どちらかへ横向きになったときは、頭の左右両脇に置いた低い枕を利用するのです。これならば、仰向けのときも横向きになったときも首に負担をかけずに済みます。

この寝方は、多くのモデルさんや女優さんが取り入れている方法です。〝寝る〟という行為は毎日のこと。日々ぐっすりと眠るため、日々の首や肩の負担を少しでも減らしてあげるため、みなさんも取り入れてみてはいかがでしょうか。

首や肩のこりや痛みを悪化させないための生活習慣

みなさんの中には「首や肩のこりがつらくて、ツボ押しグッズが手放せない」という方はいらっしゃいませんか？

でも、こうしたグッズで首や肩を刺激するのはあまりよくありません。筋肉組織は結構繊細にできていて、1か所に強い力を加えると炎症を起こしやすいのです。とくに首の筋肉は薄くデリケートなので、下手に刺激するとかえって症状を悪化させてしまうことにもなりかねません。

ツボ押しグッズもそうですが、首・肩の症状を悪化させてしまう落とし穴は、意外に日常生活の中に潜んでいるものなのです。

たとえば、毎日、仕事などで持ち歩いているカバン。重い手提げカバンをいつも同じほうの手で持っていたり、肩掛けカバンをいつも同じほうの肩に下げていたりすると、てきめんに肩がこってしまいます。首や肩のためを思うなら、荷物はリュックサックで持ち歩くのがベストの選択。どうしても手提げや肩掛けにこだわるなら、持ち手を頻繁に替えるように習慣づけてください。

アクセサリーも首や肩のこりの原因に

また、服装も大きなポイントです。

重いジャケットやコートを着て、首や肩の

こりがひどくなった経験をお持ちの人も多いでしょう。できるだけ、軽くて締めつけの少ない〝肩のこらない服装〟を選ぶようにしてください。それと、盲点なのがアクセサリー。重いネックレスを首から下げたり、大きなイヤリングを耳から下げたりしていると、首にいっそう負担がかかり、ストレートネックが進みやすくなってしまうのです。

さらに服装面では、首や肩を冷やさないようなファッションを心がけてください。首や肩が露出した服は避け、寒いときはマフラーやネックウォーマー、ショールなどでしっかりガードしましょう。夏場は冷房対策として、薄手のショールやスカーフを持ち歩くようにすると、首や肩をいつでもガードすることができて便利です。

とにかく、首や肩を冷やすのは禁物。冷えると筋肉が固まって、こりや痛みがいっそうひどくなってしまいます。常に温めるよう気を配るようにしてください。カイロや温湿布を使う際は、痛む側の「肩甲骨《けんこうこつ》の内側」と「首の前側・斜め横」の2か所を温めましょう。

そして、首や肩を温める手段として、毎日活用したいのがお風呂。入り方は、39〜40度くらいのお湯に耳の下まで浸《つ》かる全身浴がおすすめです。「健康には半身浴」という人もいますが、半身浴だと首や肩が冷えてしまいます。なるべく、ゆっくりと全身をお湯に浸す習慣をつけるようにしてください。

ただし、注意点が2つ。全身浴はのぼせやすいので、くれぐれも気をつけること。心臓に持病がある方は医師に相談してみてください。また、湯冷めにもご用心。とくにぬれた長い髪をそのままにしておくと、首や肩が冷えてしまいます。お風呂上がりは、ドライヤーで十分に髪を乾かすようにしましょう。

首や肩のこりや痛みを悪化させないための生活習慣

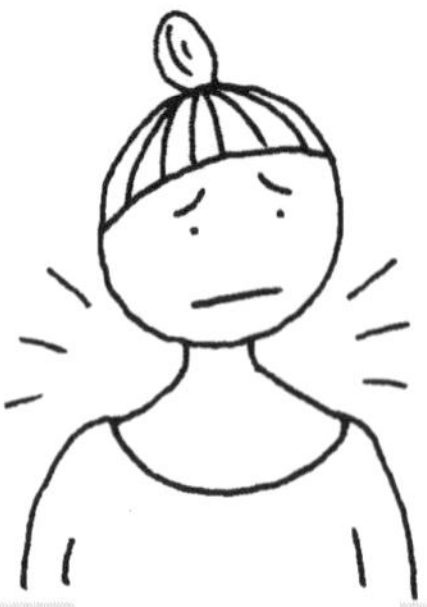

首や肩が露出した服

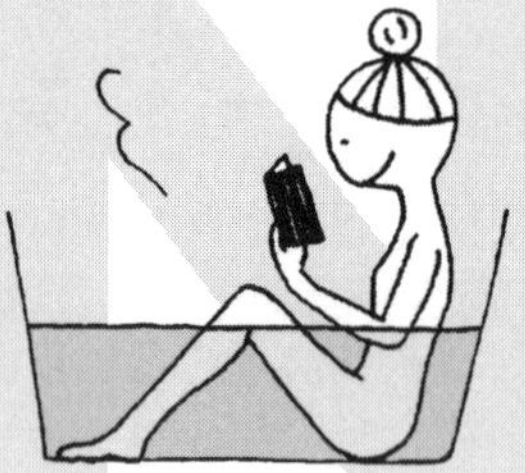

半身浴

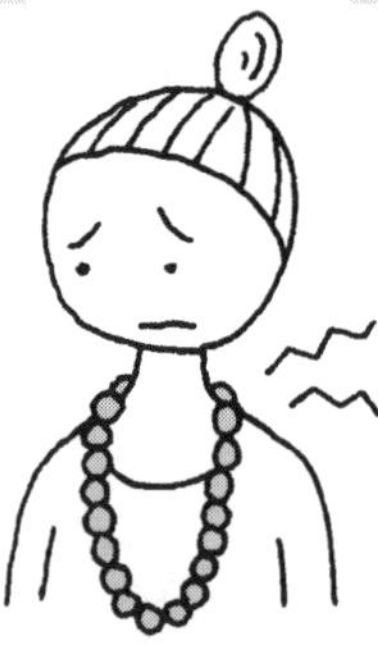

重いアクセサリーをつける

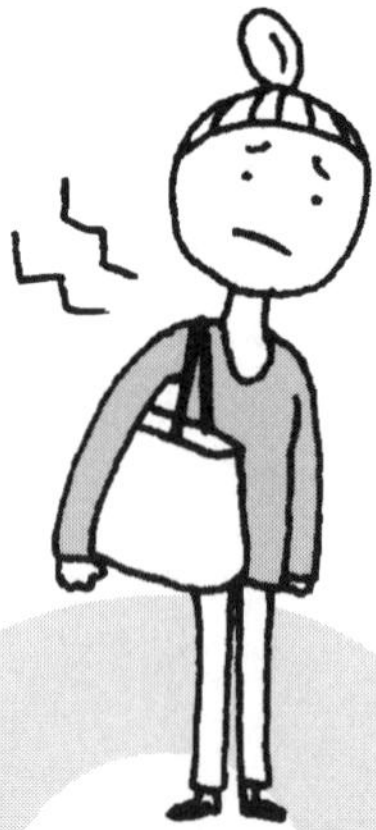

同じほうの肩でカバンを下げる

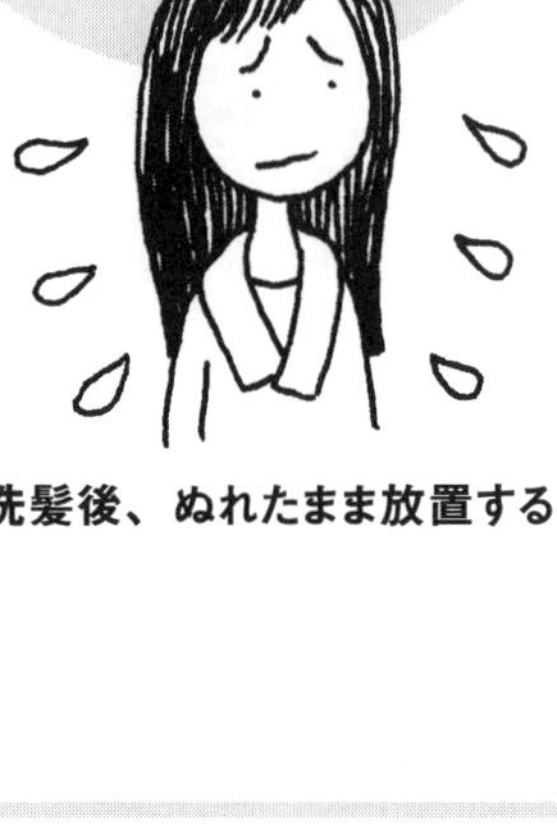

洗髪後、ぬれたまま放置する

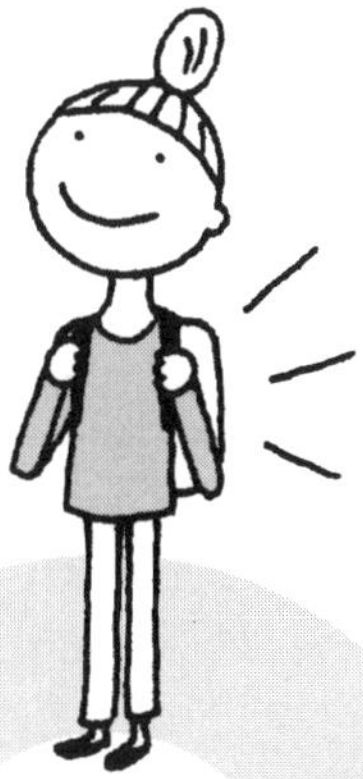

リュックサックを使う

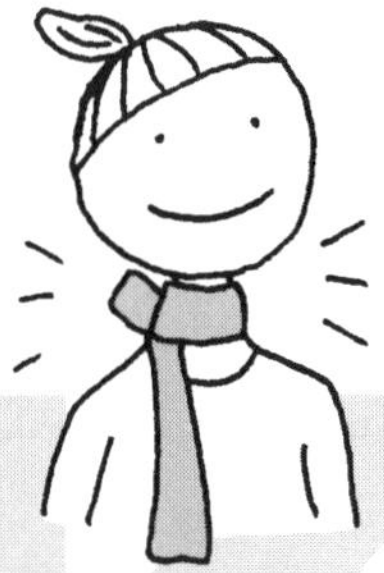

首回りを温める

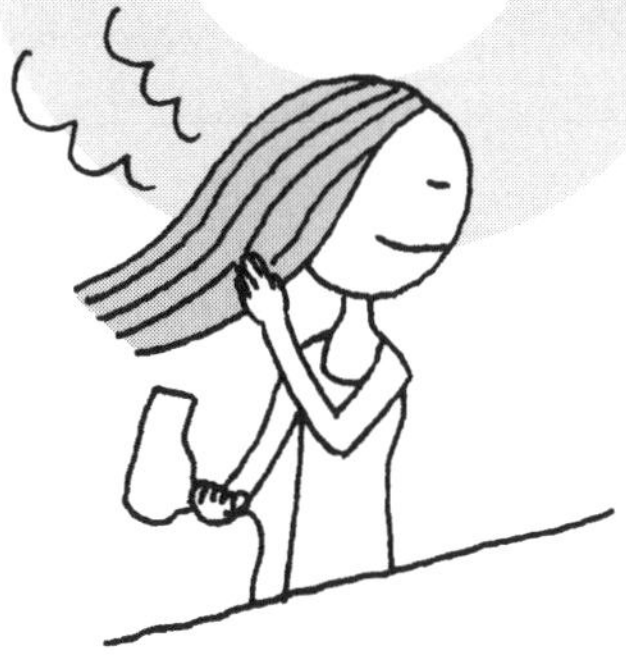

ドライヤーで髪を乾かす

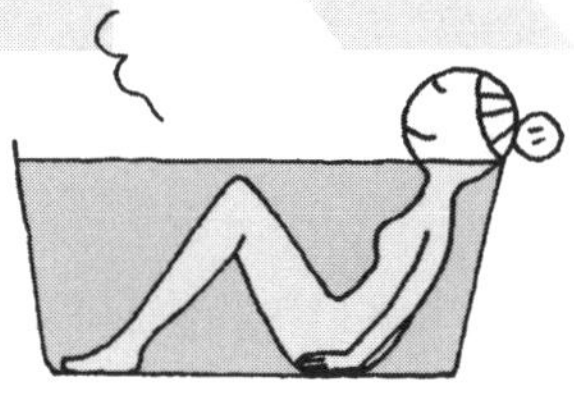

耳の下まで浸かる全身浴

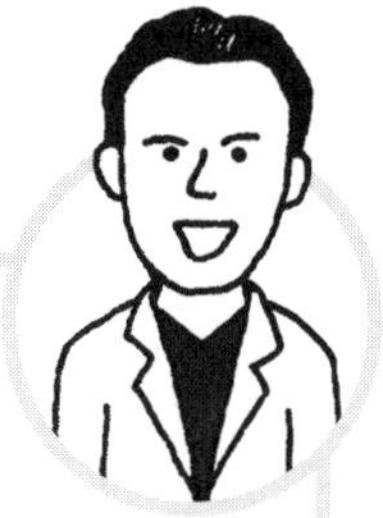

Column

関節の常識　ウソ・ホント❸

『もみ返し』を感じるほどのマッサージはやっちゃダメ？

マッサージ好きな人には、「ああ、そこ、そこっ！」「もうちょっと強めで！」という具合に、しっかりもんでもらわないと気が済まない方が少なくありません。でも、肩や腰を強くもんでもらった翌日、いっそう不快なこりや痛みに襲われるのもよくある話。いわゆる『もみ返し』という現象です。

『もみ返し』が起こるのは、強い指圧刺激によって筋肉組織が損傷してしまい、軽い炎症を起こしているから。マッサージや肩たたきは、あまり強くやりすぎてはいけないものなのです。

とりわけ、肩や腰のこりや張りがひどいときは、強い刺激は禁物。そういうときは、〝なでるくらいのタッチ〟で十分なのです。時間も短めにして、〝少し物足りないくらい〟で切り上げるほうがいいでしょう。もし、ちょっと触っただけで痛みを感じるほどに症状がひどい場合は、マッサージや肩たたきなどの刺激は見送ったほうが無難です。

じつは、私も連日多くの患者さんの体と向き合っているため、こりや張りとなかなか縁が切れず、たまにマッサージ屋さんに行きます。ただ、私は、筋肉を刺激しすぎないよう「ソフトタッチで10分」と決めています。みなさんも『もみ返し』を防ぐため、「マッサージは10分以内」で切り上げるのを目標にしてみてはいかがでしょうか。

Part

4

ひざ痛は99%完治する

ひざには体重の3~8倍の重みがかかっている

二足歩行をする人間にとって、ひざはもっとも荷重負担がかかりやすい関節です。みなさんは普通に平地を歩いているとき、ひざにどれくらい負担がかかっているかご存じでしょうか。

正解は、体重の3~8倍。走ったりジャンプしたりすれば、もっと大きな負担がかかることになります。日頃、ひざがいかに重要責務を果たしているかがお分かりいただけるのではないでしょうか。

こうした重い負担がのしかかっていても、ひざの関節が無事に動き続けていられるのは、そのクッション機能が正常に働いているからです。ひざ関節内の大腿骨《だいたいこつ》と脛骨《けいこつ》は、骨同士がぶつかり合わないよう厚い軟骨で覆われています。また、それらの骨の間には、半月板《はんげつばん》が前後に挟まって、緩衝材《かんしょうざい》のような役割を果たしています。これらの軟骨組織が荷重負担や衝撃をやわらげるためのクッションとなっているからこそ、体重の何倍もの重みにも耐えることができているわけです。

クッション機能をいかに守るか

しかし、これらの軟骨組織は、長い年月こすれ合ったり衝撃を受け止めたりするうちに次第に摩耗してしまいます。しかも、いった

ひざの構造

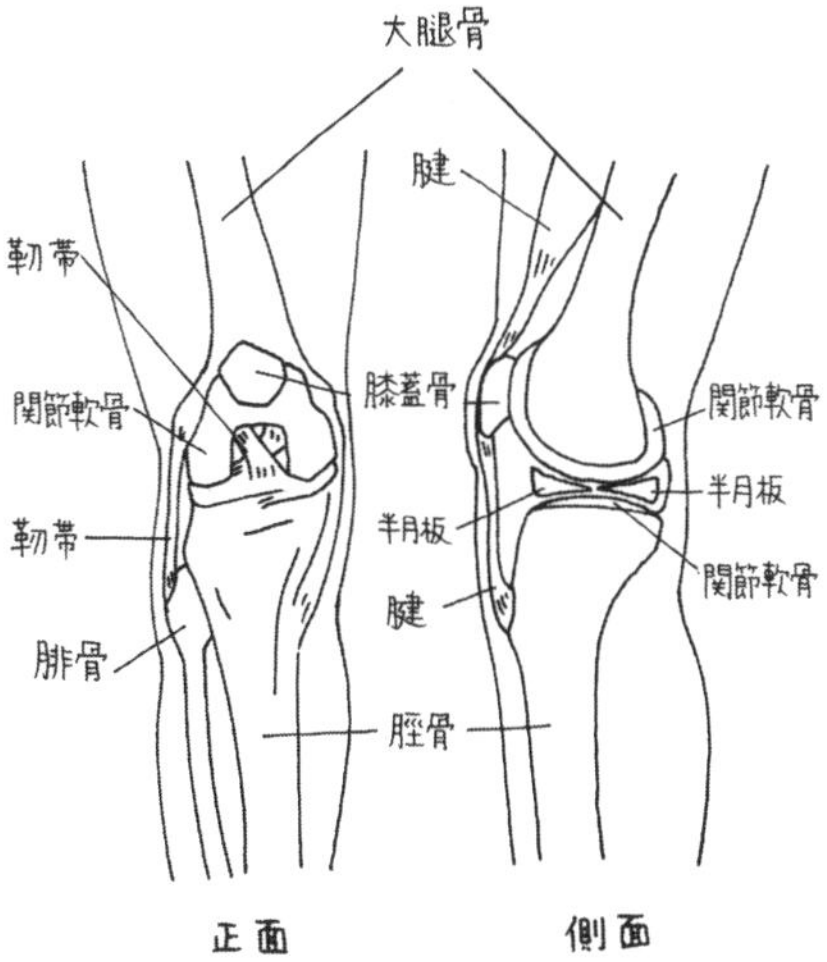

んすり減ってしまうと修復されません。そのため、だんだんクッション機能が衰えていってしまうのです。

すると、どうなるでしょう。

そう。ひざの関節に体重の重みや衝撃がまともにかかってくるため、関節の隙間が次第に狭くなってきます。さらに、狭くなった関節内では、動作をするたびに軟骨や骨同士が互いにぶつかり合うようになります。これが痛みや腫《は》れなどの症状をもたらすことになるのです。

ひざの代表的トラブルである変形性ひざ関節症は、おおよそ、このような状況から発生します。

カギとなるのは、ひざ関節のクッション機能。ひざ痛になるか、ならないかは、このクッション機能をいかにキープできるかにかかっているといっていいのです。

長年の運動不足によって ひざの内側の筋肉が衰える

ひざ痛が起こる流れ

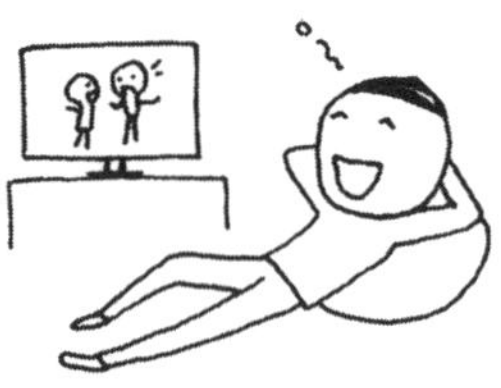

1 長年の運動不足。

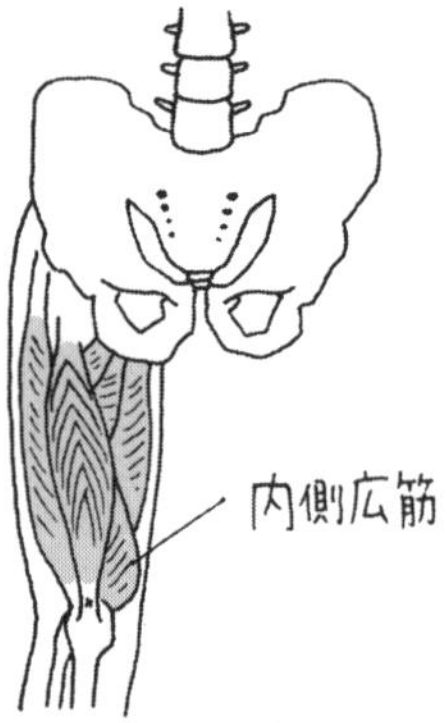

2 ひざの内側の筋肉が衰える。

変形性ひざ関節症では、長年の運動不足からくる足の筋力低下が、症状を進ませる大きな原因になっているケースが少なくありません。その典型的な流れをご紹介しておきましょう。

足の筋力低下でとりわけ影響が大きいのは、大腿四頭筋《だいたいしとうきん》の『内側広筋《ないそくこうきん》』という、ひざの内側の筋肉。この筋肉は普段の生活では使われる機会が少なく、日頃から体を動かしていないと、いつの間にか筋力低下が進んでしまいやすいのです。

内側広筋が衰えてくると、ひざの外側の筋力に比べて内側の筋力が弱くなるため、ひざ

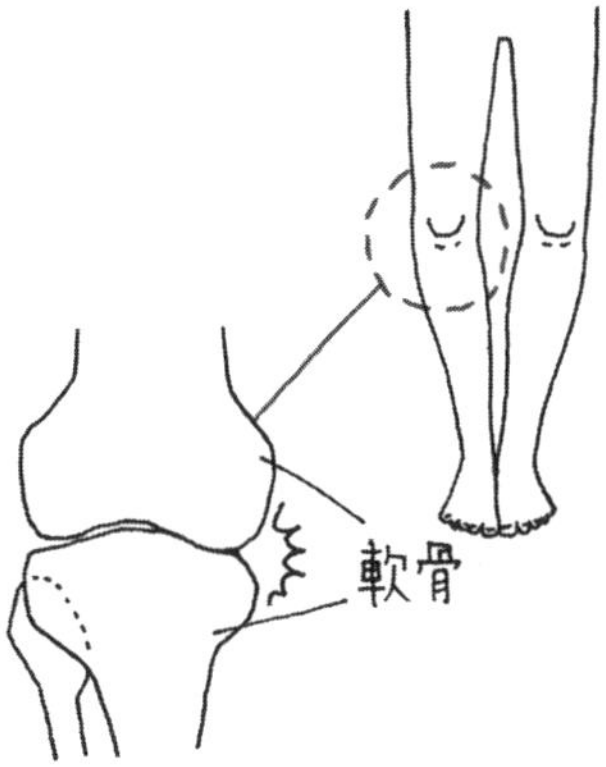

3 O脚が進行し、ひざ関節が内側に傾いて軟骨同士がぶつかり合いやすくなる。

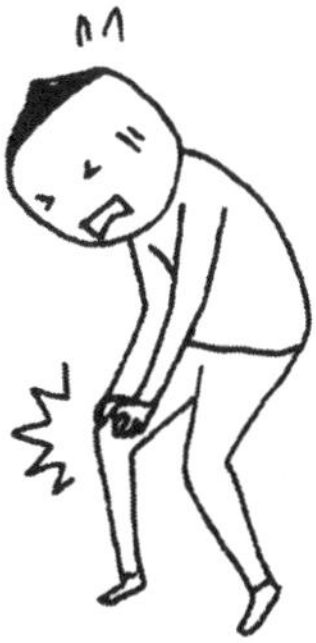

4 ひざ痛発症。

関節が徐々に外側にひっぱられるような格好になってきます。そして、これによって進むのがO脚です。内側を支持する力が衰えてきたために、自然にひざが外へ外へと開いていってしまうわけです。

　すると、ひざ関節内でもトラブルが生じやすくなります。関節が内側に傾き、内側だけが一方的に狭くなって、軟骨や骨同士がぶつかりやすくなるのです。関節の内側で軟骨がぶつかり合えば、軟骨の摩耗が進み、関節のクッション機能が大きく低下してしまいます。当然、痛みなどのトラブルも起こりやすくなるでしょう。

　ひざ痛持ちの人の大多数はこのパターンをたどっています。ですから、O脚が気になっている方や、運動不足で足の筋力低下が気になっている方は、早めにひざ痛予防に取り組むほうがいいのです。

変形性ひざ関節症の5段階プロセス

ひざを痛めやすい動き

ひざを正面に向けたまま、上半身だけひねる。

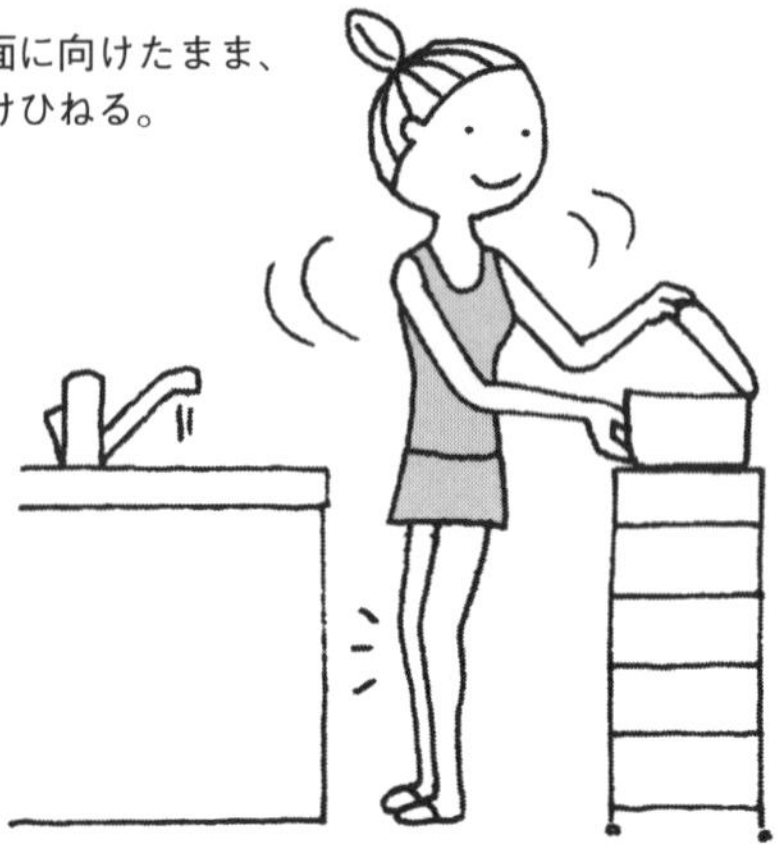

変形性ひざ関節症は、数年から十数年という長い年月をかけて段階的に悪化していきます。一般に、痛みなどの不調を訴えはじめるのは50代を過ぎたあたりからであることが多いのですが、その〝トラブルの種〟は、ずっと前の若いころに蒔《ま》かれていることになります。その〝悪化のプロセス〟を順に説明しましょう。

・半月板損傷期

半月板はひざ関節の前後に緩衝材のように挟まっているクッション。変形性ひざ関節症の人は、かなり早い段階でここに軽度の損傷を起こしていることが分かっています。ひざ

マックマレーテスト（半月板損傷チェック法）

内側半月板のテスト

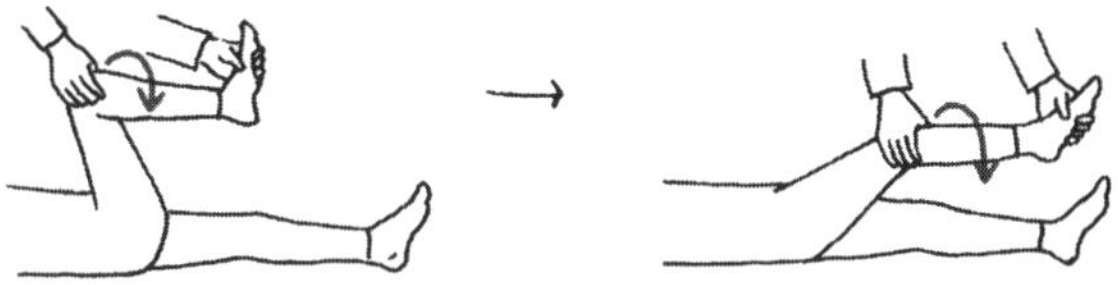

ひざを曲げた状態で、足首を外側に回しながら伸ばす。

外側半月板のテスト

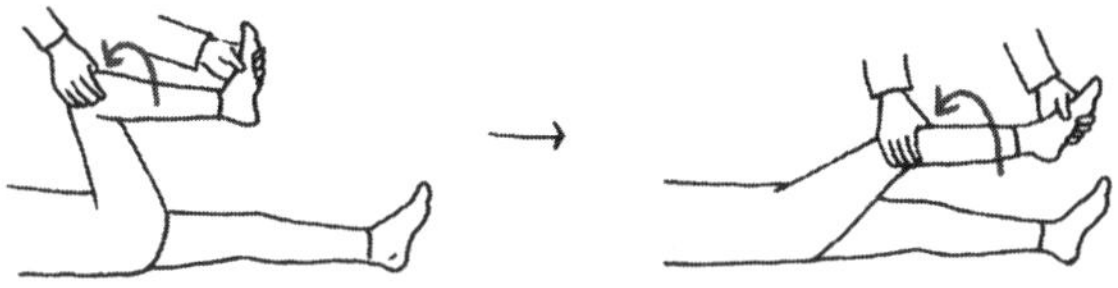

ひざを曲げた状態で、足首を内側に回しながら伸ばす。

に〝無理にねじるような動き〟が加わった際、半月板が水平状に2枚に割れてしまうケースが多いのです。

では、どんなときに痛めやすいのか。スポーツや転倒などで痛めることもありますが、もっとも多いのは〝日常生活でのひざをねじる動き〟です。たとえば、台所などの狭い場所に立っている際、ひざを正面に向けたまま、上半身だけをひねって後方の物を取ることがないでしょうか。こういう〝ねじる動き〟の積み重ねが、半月板に非常に大きな負担をかけることになるのです。

ちなみに、半月板に損傷がある場合、ひざをねじった際にピリピリとした痛みが走ることがよくあります。それは、上の『マックマレーテスト』でもチェックすることができます。このテストをやって痛みが走るなら、すでに半月板に損傷がある可能性大です。

変形性ひざ関節症の進行度と症状の関係

前期
ひざの内側がチクチク痛む

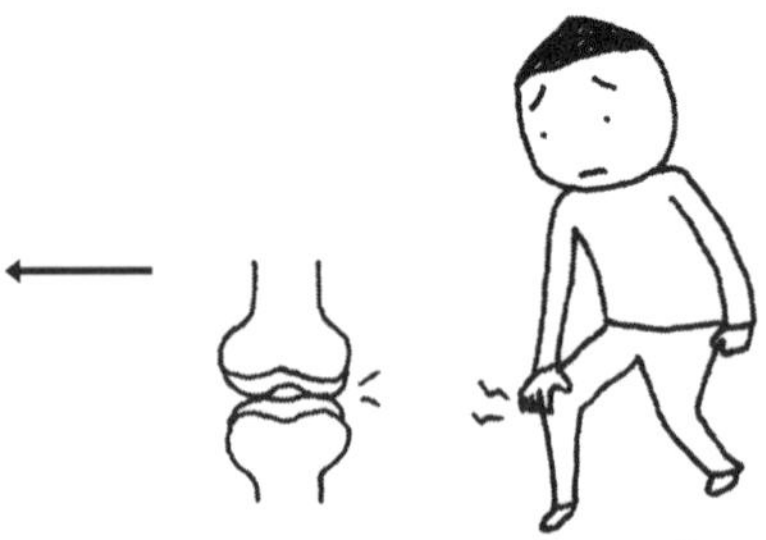

前期は痛みの原因が分からず、放っておくことも多いが、関節軟骨が劣化をはじめている。

初期
階段の上り下りがつらい

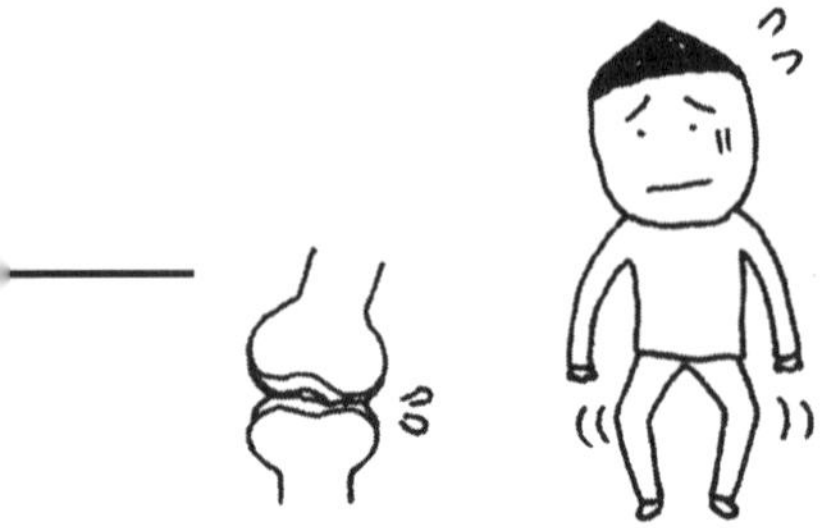

初期になると、走ったときや階段の上り下りなどで痛むことが多くなる。

・前期

ひざ関節内で骨の軟骨が摩擦し合うようになると、次第に軟骨が変性して衝撃吸収力が低下してきます。すると、ひざの内側にチクチクとした痛みを感じたり、動きにぎこちなさを感じたりすることが多くなります。これが『前期』の典型症状。最初のうちは〝痛む時期〟と〝痛まない時期〟が繰り返されることが多く、放置しているとだんだん痛む時期が長くなり、痛みの程度も増してきます。

・初期

『初期』に入ると軟骨の変性が進み、『骨棘《こつきょく》』や『骨堤《こってい》』と呼ばれる骨の変形が見られるようになります。また、荷重負担がかかるたびにひざ関節が痛むようになり、「階段の上り下りがつらい」「椅子から立つときや歩きはじめがつらい」といった特定の動作で痛むことが多くなります。また、ひざが腫れたり、

進行期
O脚が進行し、歩くと上体が左右に揺れる

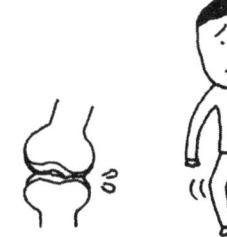

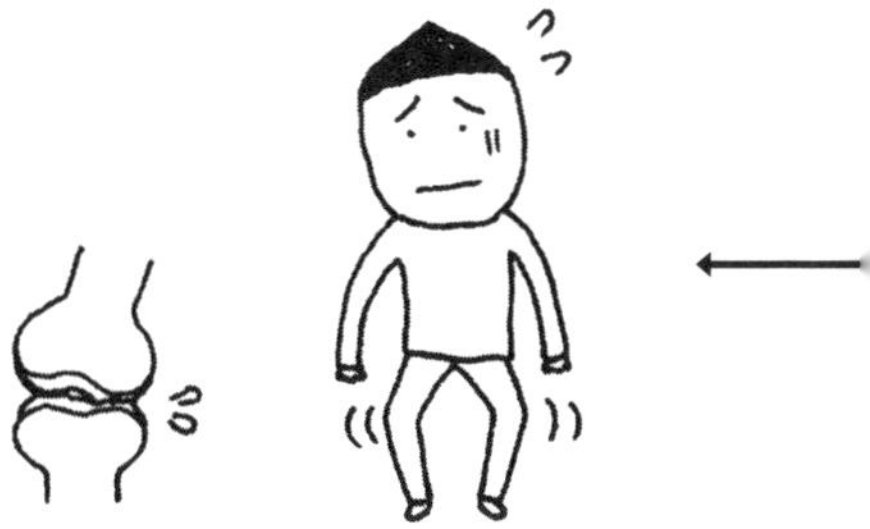

進行期は少しずつ O 脚になり、スポーツの続行が困難になる。日常生活にも支障が出る。

末期
杖をつかないと歩けない

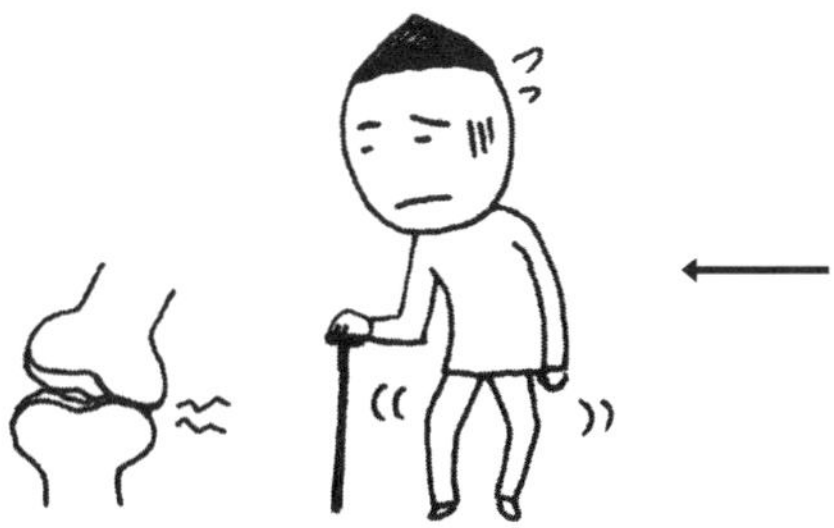

末期には O 脚などの変形や可動域の制限が目立ち、痛みが持続。杖や手すりが必要。

ひざに水がたまったりといった炎症症状が現れるのも、この時期の大きな特徴です。

・進行期

関節の衝撃吸収力がいっそう弱まり、普通に歩くだけでもひざが痛むようになるのが『進行期』です。なお、この時期はO脚がひどくなり、ひざが曲がってくるため、歩くたびに上体が左右に揺れるようになります。日常生活に支障をきたすことも多く、放置していると、症状が一気に加速してしまいます。

・末期

『末期』になると、安静にしていてもひざに痛みを感じることが多く、杖をつかないと歩けなくなってきます。軟骨が完全に摩耗してしまい、骨同士が直《じか》にぶつかり合うために、ほんの少し動くだけでも痛むのです。もうこの段階では、関節が関節の役割を果たせなくなっていると言っていいでしょう。

狭くなったひざ関節の隙間を広げてあげよう

ひざ痛は、基本的に軟骨と軟骨がぶつかるくらい関節が狭くなってしまったために引き起こされる現象。『関節腔』と呼ばれる骨と骨の間の隙間が狭くなってしまっているからいけないわけです。

では、どうすればいいのか。関節の隙間を広げてあげればいいのです。

そして、そのために多大な力を発揮するのが関節包内矯正。関節包内矯正はそもそもが関節をゆるめて内部の骨同士を動きやすくするメソッドですから、ひざ痛を改善させるにはもってこいなのです。

また、ひざの関節は、日頃から動かしていないと、動かなくなってきてしまうもの。これを専門的に『拘縮《こうしゅく》』と呼ぶのですが、普段あまり動かしていないと、関節組織が癒着《ゆちゃく》して固まり、次第に可動域が狭められてきてしまうのです。お年寄りに「痛くてひざが伸ばせない」「痛くて正座ができない」と訴える人が多いのも、ひざの拘縮が進んで十分に曲げ伸ばしできなくなってきたからです。

関節包内矯正は、このひざの拘縮を解消させるのにも適しています。関節を押し広げ、少しずつ動かしていくことで、癒着して固まった組織がだんだんやわらかさを取り戻すようになるのです。

それに、私どもの治療では日常生活でのひざの動かし方（後述）などもていねいにアドバイスしていますので、それを実践していただければ、着実にひざ関節の可動域が広がり、ひざの曲げ伸ばしをラクに行なうことができるようになってきます。ひざの関節は、〝広げて〟〝動かして〟治していくのが基本なのです。

ひざだけではなく、腰も診なくてはダメ

なお、私は、ひざ痛の患者さんに対しては必ず腰の治療も行なうようにしています。なぜなら、ひざ痛の人には腰痛を併発している人が多く、ほとんどの人に仙腸関節の機能異常が見られるからです。

腰とひざは連動しています。腰痛の人には、前かがみ姿勢がクセになっている人が多いもの。前かがみになると、前に傾きがちな重心を後ろへ持ってこようとするために、自動的にひざが曲がってしまうのです。すると、歩いていても、ひざが十分に伸びきらず、より荷重負担がかかって、ひざトラブルが起こりやすくなってしまいます。つまり、腰が悪くなれば、〝道連れ〟のようにひざも悪くなってくるわけです。

このため、治療の際は、ひざと腰、両方の具合を診なければなりません。それで私は、ひざ痛の患者さんには、ひざ関節と仙腸関節の両方に関節包内矯正を行なって治療するようにしているのです。

ですから、みなさんがセルフケアとして『簡易版・関節包内矯正』を行なう場合も、ひざと腰をセットにして行なうことをおすすめします。ぜひ、次のページから述べるケア習慣も身につけて、なめらかに動くひざをキープするようにしてください。

ひざの関節ケアの4つの基本を習慣にしよう

いつまでもスムーズに動くひざ関節をキープするために、私は次の4つのセルフケアを習慣にすることをおすすめしています。

①ひざと腰の簡易版・関節包内矯正
②お風呂でのひざの曲げ伸ばし
③前かがみのクセを直し、姿勢をよくする
④こまめによく歩く

ひとつめは『簡易版・関節包内矯正』。先の章で紹介したテニスボールによるひざと腰の矯正を、朝晩の習慣にしてください。

また、ひざの関節ケアにおいては、ふたつめのお風呂がたいへん重要です。ぜひ、浴槽内でゆっくりひざを曲げ伸ばしする習慣をつけてください。左上の図のように、〝十分にひざを伸ばしきる〟〝十分にひざを曲げきる〟という動きを何回も繰り返すのです。なお、ひざを十分に曲げるために、浴槽内で正座をするのもおすすめです。

日頃、ひざが痛い方やあまり曲がらない方も、お風呂でよく温まった状態だと、痛みを感じずに曲げ伸ばしをすることができます。毎日お風呂の中でひざを動かす習慣をつければ、次第に関節の固さがとれ、可動域が広がってくるはずです。ただし、熱心にやりすぎてのぼせないよう、十分にご注意ください。

さらに、3つめの姿勢の問題も大切です。

お風呂で行なう『ひざ曲げ伸ばし体操』

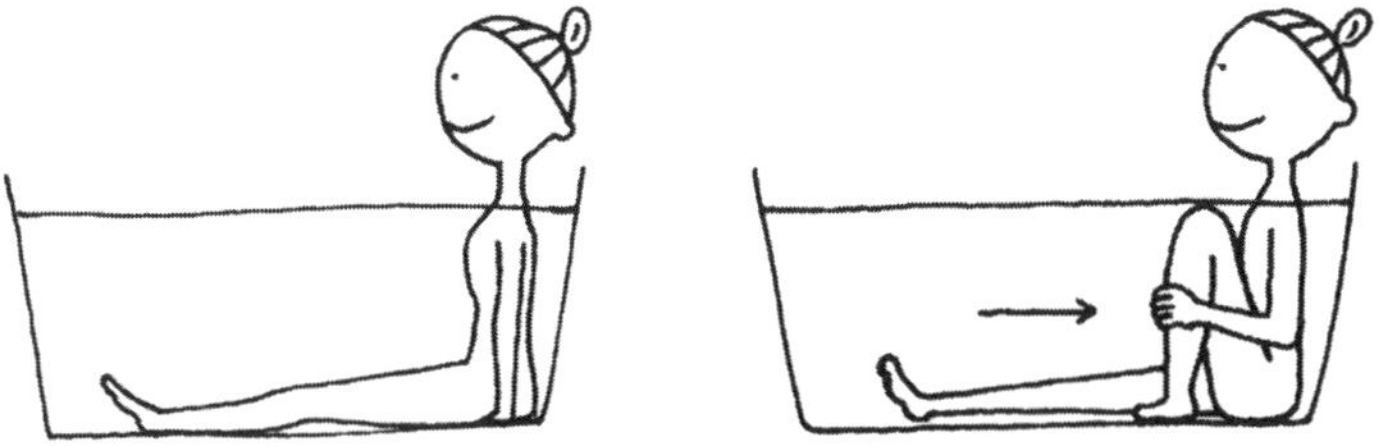

1 お尻を浴槽の底につけ、ひざをまっすぐに伸ばす。

2 十分に伸びきったら、手でひざを抱えながらかかとがお尻につくくらいまで十分に曲げる。**1**と**2**を繰り返す。

とくに、前かがみの姿勢はひざに負担をかけることになるので、重心をかかとに置き、背すじを伸ばした状態でいることが大切。自分の背中に〝棒〟が入っているようなつもりで生活してみるといいでしょう。

こまめに歩いて筋肉の衰えをストップ

最後の4つめは、〝こまめによく歩く〟習慣をつけること。何十分も歩くような本格的なウォーキングをする必要はありません。それよりも、「近所のスーパーに歩いていく」「用事の帰りに家まで歩いてみる」といった日常生活レベルでできるだけこまめに歩くことを目指してください。そうやってこまめに歩く機会を増やしていくほうが、運動不足の解消になります。そして、その習慣が、大腿四頭筋など、ひざの筋肉の衰えをストップさせることにつながっていくのです。

ひざの痛みを悪化させないための生活習慣

ひざ痛持ちの人は、ひざを深く曲げたり伸ばしたりする動きがつらいもの。たとえば、トイレは和式よりも洋式のほうがラクですし、掃除は雑巾がけよりもモップや掃除機を使うほうがラクです。また、生活様式は、畳などの〝床の生活〟よりも、〝椅子の生活〟を選ぶほうが痛みを感じずに済むでしょう。

ただし、ひざにラクをさせすぎるのもいけません。関節は日常的に動かしていないと動かなくなっていってしまうもの。〝痛みの少ないラクな生活〟を選ぶのはいいのですが、あまりひざ関節を甘えさせすぎないよう、〝なるべく動かす〟ことを意識しておくようにしてください。

前のページでも述べましたが、ひざ関節を甘えさせないためには、日頃から〝よく歩くこと〟がおすすめ。「痛いから歩かない」という姿勢でいては、筋力低下は進んでしまう一方です。痛み方は、ひざにサポーターや包帯を巻くだけでもかなり違ってきますので、多少の無理をしてでも歩くように心がけてください。ただ、あまり最初からはりきりすぎずに、じっくりとひざを慣らしながら、少しずつ歩く時間や距離をのばしていくようにするといいでしょう。

O脚が進んでいる人は、靴の中に足の外側

を高くする『足底板《そくていばん》』を入れるとグッと歩きやすくなります。これを入れると、ひざが内側に押し込まれ、関節内で軟骨同士がぶつかりにくくなるのです。いろいろなタイプが市販されているので、自分に合った高さのものを選んで使用するといいでしょう。

さらに、ひざ痛持ちには、どんな靴を履いて歩くかも大きなポイントです。

ハイヒールは、履きなれていない人が履くと、前傾姿勢になってひざが曲がってしまうのでおすすめできません。それに、ハイヒールを履いていると外反母趾《がいはんぼし》になりやすく、ひざ痛を招く大きな原因にもなります。ひざが少しでも気になるなら、かかとの高い靴はやめておいたほうがいいでしょう。

かかとが固定されていないミュールやサンダルも、姿勢を前傾させやすく、ひざを痛めやすいのでご注意ください。ひざのためを思うなら、かかとがしっかりホールドされた歩きやすい靴を選びましょう。

ひざは水中ウォーキングOK

なお、腰痛の章で「水中ウォーキングは腰痛の人にはNG」と申し上げましたが、ひざ痛の人にはおすすめです。水中ではひざにかかる荷重負担が少なくなるため、効率的に足の筋力をつけることができます。ただし、ひざ関節にも冷えは大敵。水中での長時間の運動は体を冷やすので、保温などのガードを十分気遣うようにしてください。

それと、日頃からひざ掛けやショールを持ち歩くなど、下半身を冷やさないような服装の心がけも大切。腰やひざに携帯用カイロを貼って温めるのもおすすめです。ひざにカイロを貼るなら、〝ひざの内側のちょっと下辺り〟に貼るようにするといいでしょう。

ひざ痛を悪化させないための生活習慣

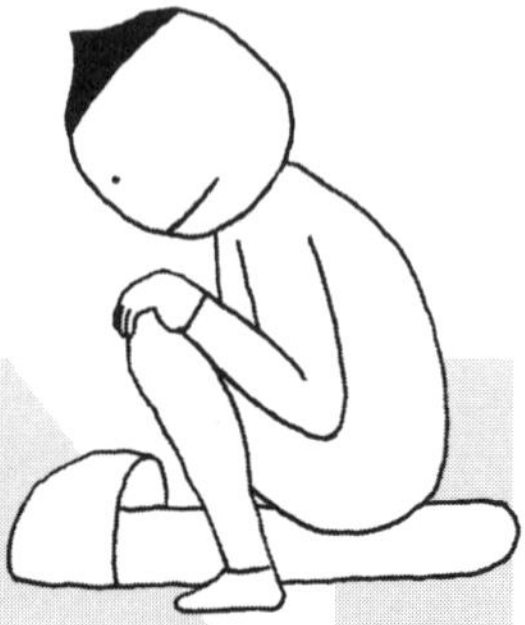

和式トイレ

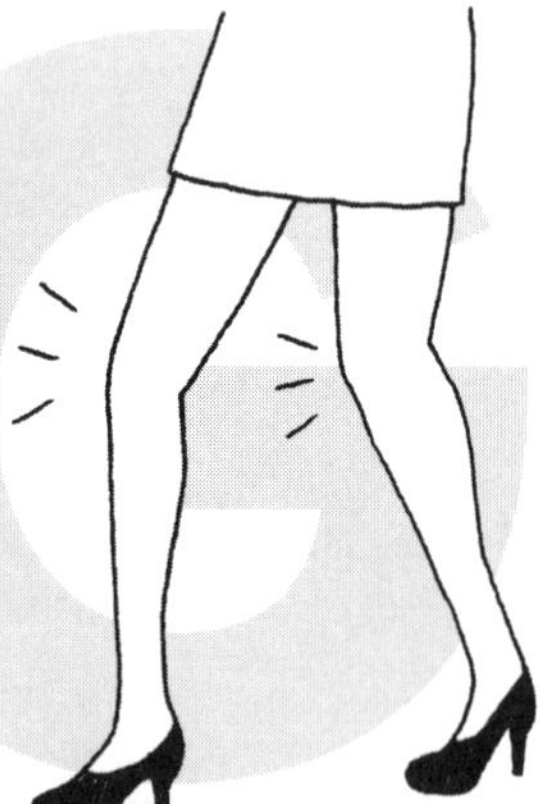

履きなれないハイヒール

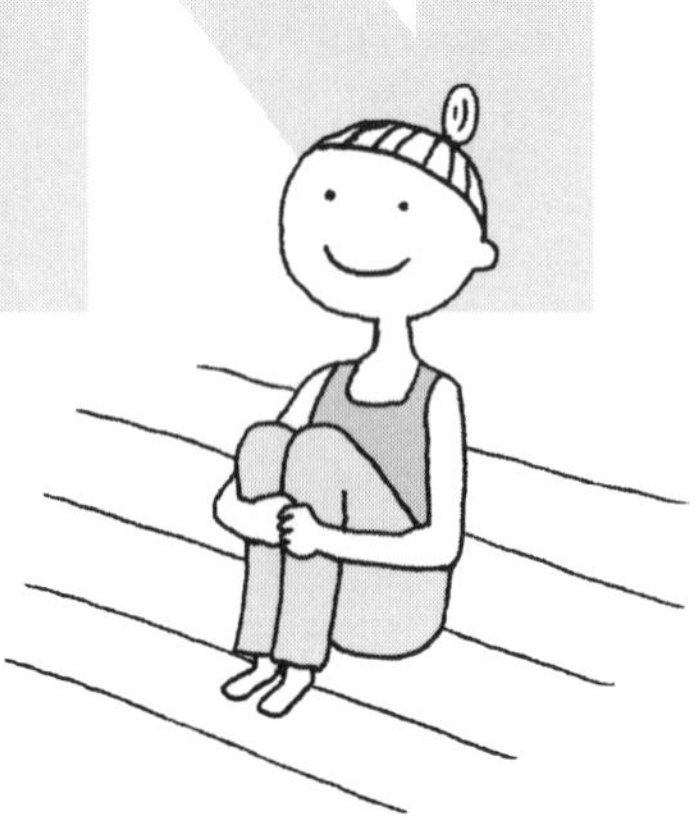

床の生活

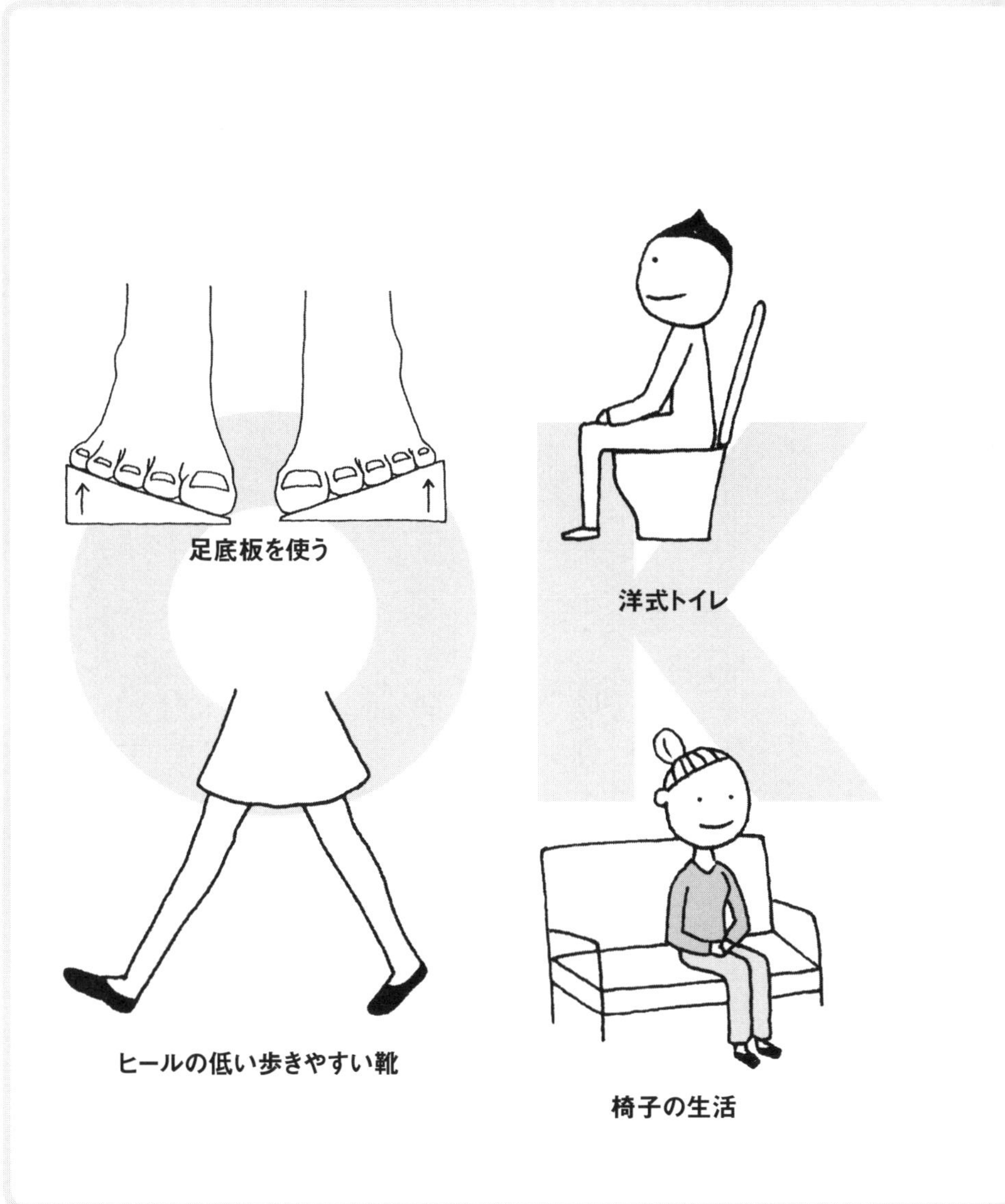
OK
足底板を使う
洋式トイレ
ヒールの低い歩きやすい靴
椅子の生活

ひざ痛を防ぐ座り方のコツは？

〝座る〟となると、とたんに戸惑ってしまうひざ痛持ちの人は多いもの。

椅子に座るなら、座る際や席を立つ際に、ひざに痛みが走るくらいで済みます。問題なのは、畳などの床に直接腰を下ろすとき。ひざを曲げると痛いから正座はできない。足を伸ばしても行儀が悪い。きっと、どう座ったらいいのか、途方に暮れてしまう人も多いのではないでしょうか。

私は、床に座る際は、正座を基本にたまに足を崩すくらいが正しいと考えています。もっとも、ひざの痛みがつらいときは無理にがまんしないほうがいいでしょう。周りの人に言って足を出させてもらったり、椅子や座布団を用意してもらったりしたほうがいいと思います。お尻の下に丸めたバスタオルなどを入れて、腰を少し高くして座るだけでもだいぶ違うはずです。

ただ、ずっとそのままではいけません。関節が固まらないよう「なるべく正座をするようにしよう」という姿勢をキープしてください。先に述べたように、『簡易版・関節包内矯正』をしたり、毎晩お風呂で曲げ伸ばしをしていれば、ひざ関節は少しずつ曲がるようになってきます。

私の患者さんにも、そうした努力で正座が

アヒル座りストレッチ

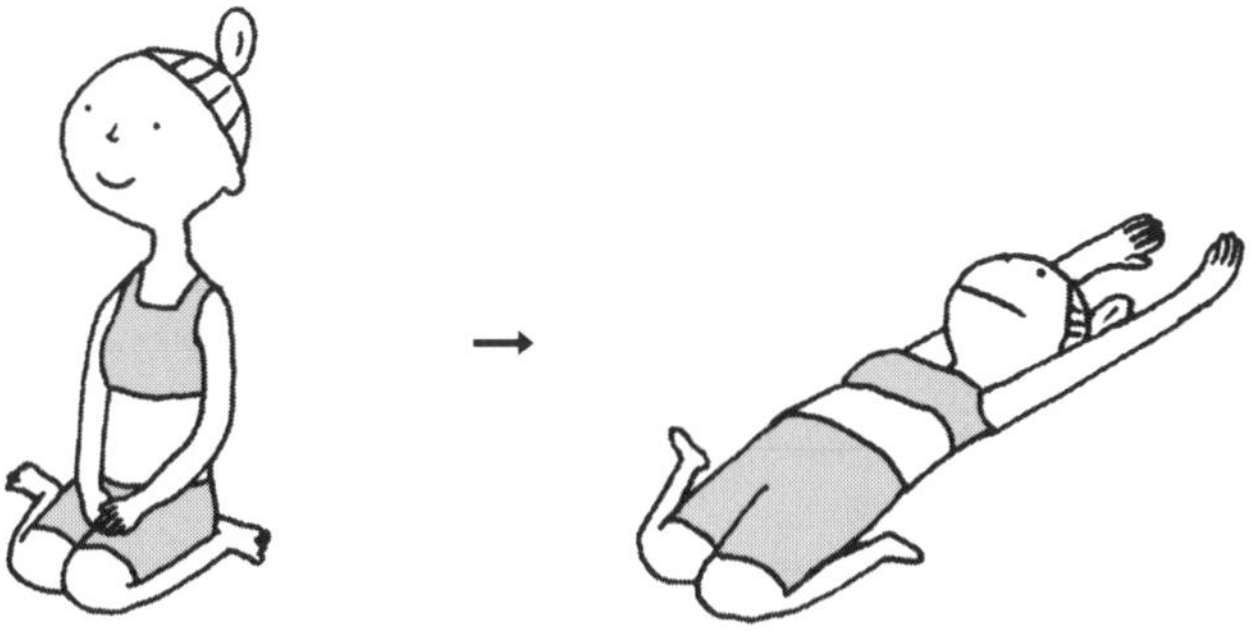

アヒル座りをする。　アヒル座りのまま上半身を後ろに倒す。

できるようになった患者さんが大勢いらっしゃいます。むやみに怖がらず、立ち向かうような気持ちで正座に臨んでみてください。

『アヒル座り』はO脚防止にもおすすめ

なお、正座に疲れてきたら、上図のような『アヒル座り』をするのもおすすめです。この座り方は、ひざ関節の外側に力が加わって〝O脚と逆の動き〟をすることになります。つまり、意図せず、ひざ関節の内側を広げることができるのです。また、この座り方のまま、上半身を後ろへ倒せば、ひざ関節を広げるためのストレッチにもなります。

それと、どんな座り方をするときも、前かがみや猫背を避け、できるだけ背すじを伸ばして座るようにしてください。背すじがすらっと伸びた美しい座り方は、〝関節を痛めない座り方〟の基本でもあるのです。

サプリメントを飲めば ひざ痛を解消できる?

ひざ痛などの関節トラブルを抱えている方には、サプリメントを利用している人も多いことでしょう。たとえば、軟骨や靭帯の弾力を増すコンドロイチン、軟骨の主成分のひとつであるグルコサミン、細胞の結合組織であるコラーゲン。どれも関節の健康をキープするためにいいとされています。

私はこうしたサプリメントを摂取するのはいいことだと思います。ただし、気をつけていただきたいのは、頼りすぎないこと。関節の動きをよくするのは、あくまで本書で紹介してきた内容を実践していただくのが〝本道〟。サプリメントを飲んでいるからと、〝本道〟が疎かになるようではいけません。

なお〝関節にいい〟とされる成分は食事からも摂取できます。コンドロイチンはフカヒレ、ウナギ、かまぼこなど、グルコサミンはカニ・エビの殻や干しエビに、山芋、オクラ、納豆などのネバネバ食品にはどちらも含まれています。コラーゲンは鶏皮や手羽先、牛すじ、アンコウ、煮こごりなどに豊富です。

また、筋肉の疲れをとるには、お酢を積極的に摂《と》るのがおすすめ。さらに、アジ、サバ、サンマ、イワシなどの青背魚も、血行をよくする脂肪酸のEPAやDHAが豊富。食卓に並べる機会を多くするといいでしょう。

関節にいい食べ物

血行をよくする青背魚

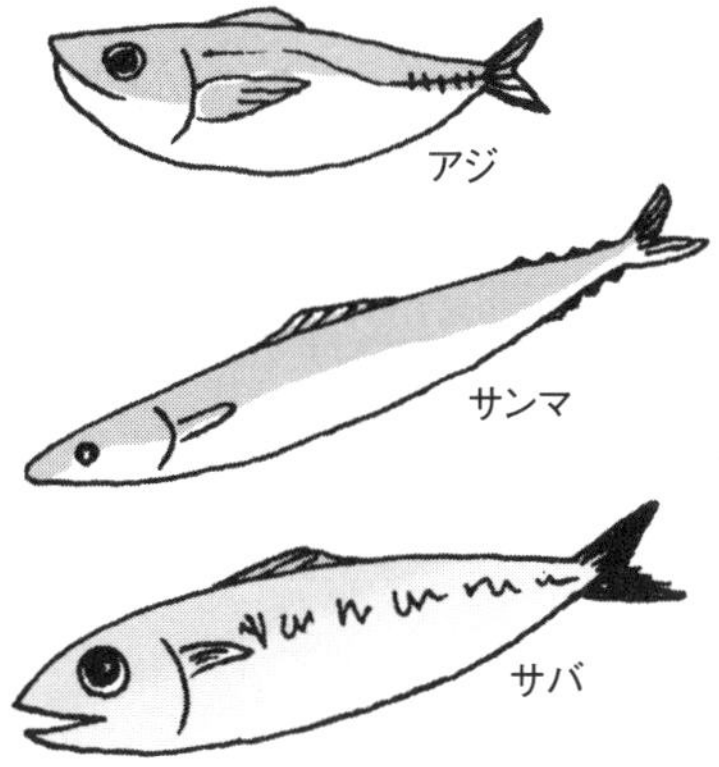

コンドロイチンの多い食べ物

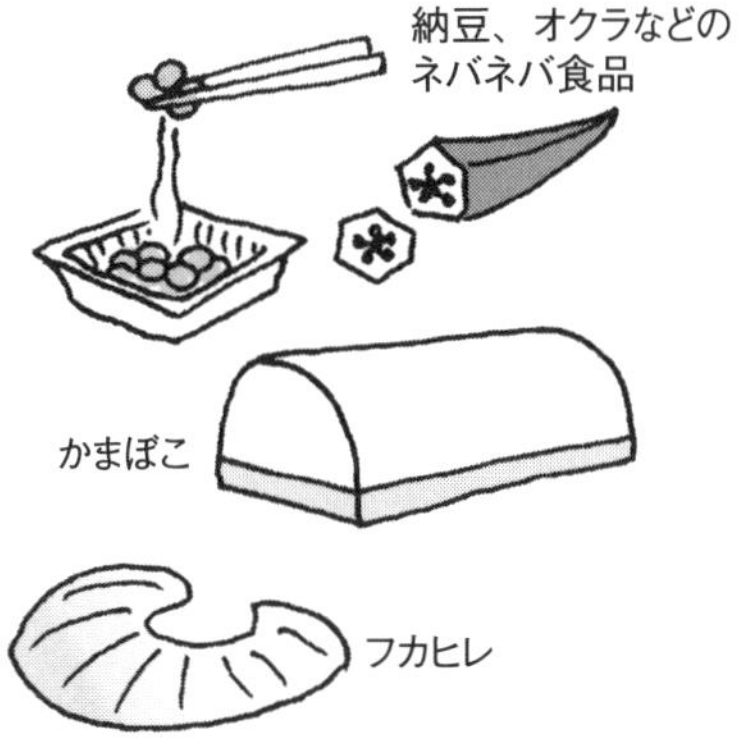

筋肉の疲れをとるお酢

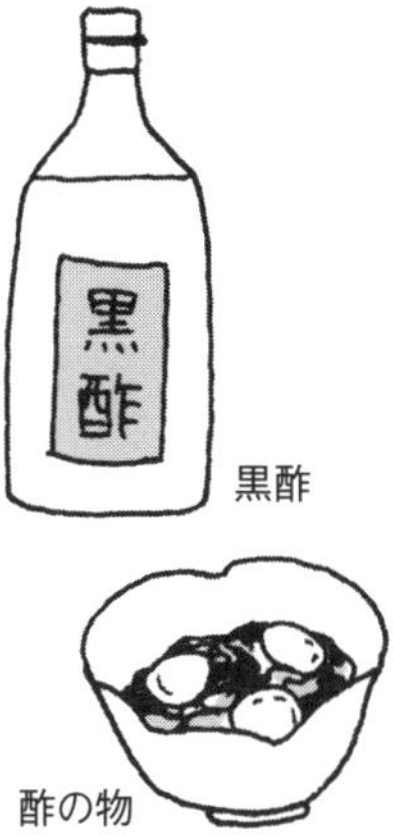

グルコサミンの多い食べ物

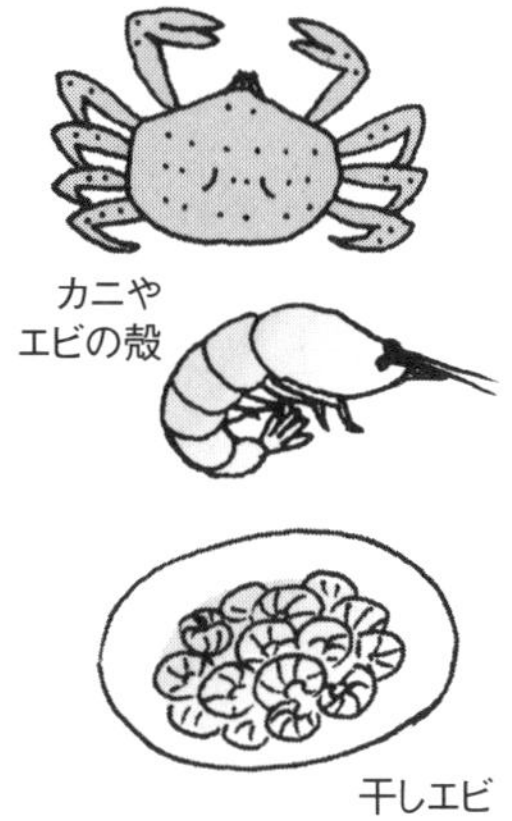

コラーゲンの多い食べ物

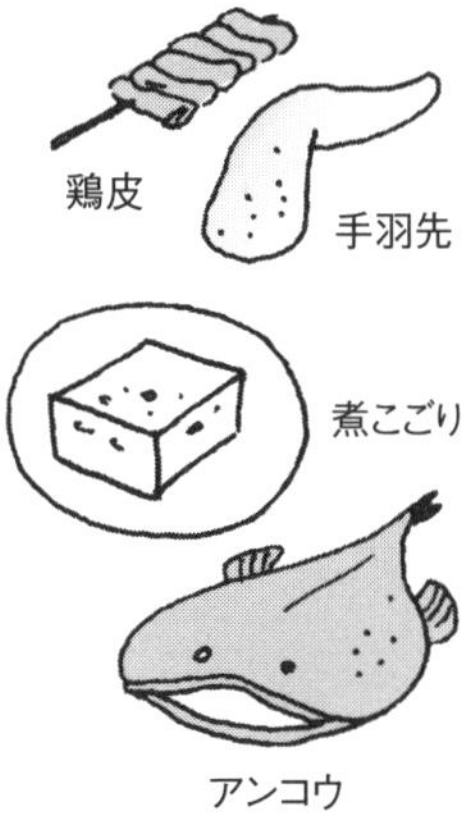

筋力トレーニングには十分に注意しよう

運動不足からくる足の筋力低下は、ひざ痛の大きな原因となります。しかし、だからといって、ジムへ行って筋トレをはじめる必要はありません。

私は、筋トレをする時間があるくらいなら、その分ウォーキングをしたほうがいいと思います。足の筋肉をつけるのも、関節の動きをよくするのも、歩くことによって取り戻していくのがいちばんいいのです。

それに、むやみに筋トレをすると、かえってひざを痛めてしまう場合が多いのです。とりわけ、ひざを深く曲げるスクワットは、関節にかかる負担がとても大きいので、少しでもひざに不安があるなら、やめておいたほうが無難でしょう。

足首にウエイトをつける方法は効果なし

また、病院の整形外科を受診して、左上の図のような〝足首にウエイトをつける筋トレ〟をすすめられた方も多いかもしれません。しかし、私はこの運動療法はあまり効果がないと思っています。

なぜならば、この運動療法で鍛えられるのは、大腿直筋と呼ばれる『大腿四頭筋の真ん中の筋肉』だから。前に述べたように、ひざ痛を引き起こす直接の原因となるのは、内側

ウエイトを使った間違った運動療法

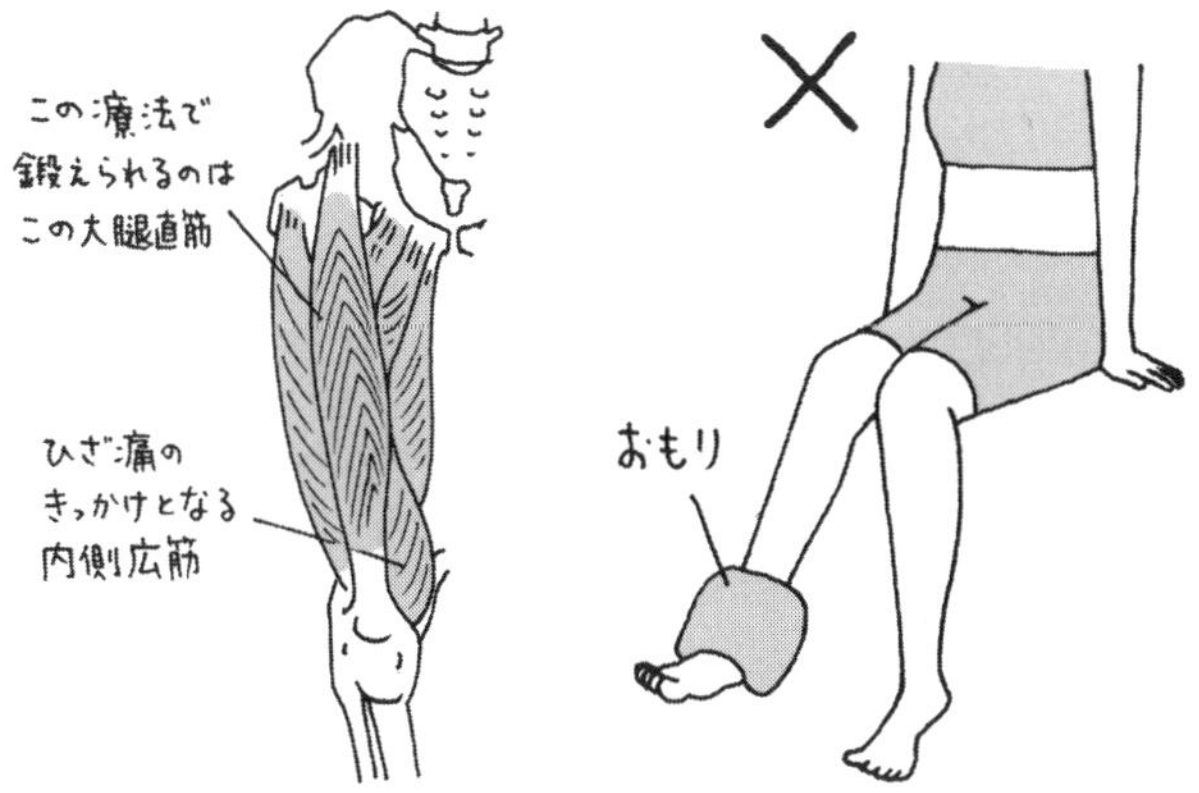

広筋という『大腿四頭筋の内側の筋肉』。この〝足首にウエイトをつける筋トレ〟だと、真ん中ばかり鍛えられてしまい、肝心の内側広筋はあまり鍛えられないわけです。

しかも、この筋トレは結構ハード。筋肉量が多い人がやる分にはいいのですが、筋肉量の少ない女性や筋肉量が低下した人が行なうと、たいへんさに途中で嫌になってしまったり、がんばりすぎて筋肉や靭帯を痛めてしまったりするケースが少なくありません。

ですから、〝ひざの筋トレ〟には十分に注意して臨むべき。生半可《なまはんか》なトレーニングは大けがのもとと思ってください。

もし、ひざの内側の筋肉を鍛えたいなら、次ページから紹介する歩き方やストレッチ、体操を習慣にしましょう。日頃の関節ケアとともにこれらに取り組めば、ひざの状態を効率よく回復させることができます。

ひざ痛を防ぐ歩き方『綱渡りウォーク』

ひざ痛やO脚が気になる人のための歩き方をご紹介しましょう。

ちょっと立ち上がって、綱渡りをしているようなつもりで一直線に歩いてみてください。すると、〝落ちないように〟足の親指を意識して交互に前に出すような歩き方になります。その歩き方をしていると、自然にひざの内側に力が入るのを感じるのではないでしょうか。

これが内側広筋を刺激して、ひざ痛を予防するのにぴったりなのです。名づけて『綱渡りウォーク』。足の親指をやや内側に入れるのを意識して足を運びつつ、かかとから着地。いつも足の裏の内側に体重がかかっているようなつもりで歩くのがポイントです。

この『綱渡りウォーク』を日頃から習慣にしていれば、ひざの内側の筋肉がついてきて、O脚も改善されてくるはず。ぜひ、トライしてみてください。

また、頭を上げ、背すじをまっすぐに伸ばし、大きく腕を振って、サッサッとリズミカルに歩くようにしてください。なめらかな関節の動きを取り戻すには、〝長く歩くよりも正しく歩くこと〟が大切です。ひとつひとつの関節の歯車が正しく動くのを感じながら、正しいフォームで歩くようにしましょう。

綱渡りウォーク

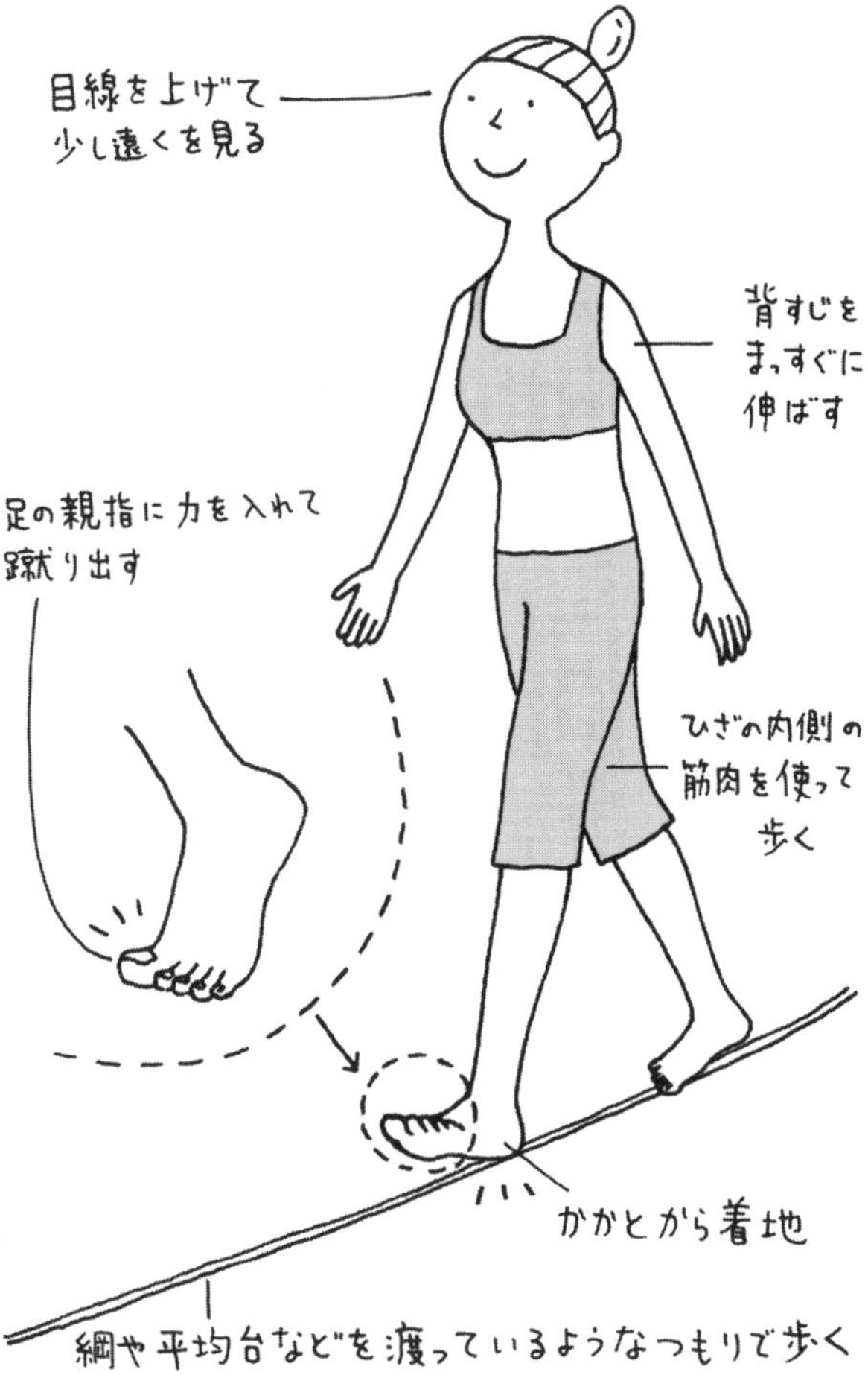
目線を上げて
少し遠くを見る
背すじを
まっすぐに
伸ばす
足の親指に力を入れて
蹴り出す
ひざの内側の
筋肉を使って
歩く
かかとから着地
綱や平均台などを渡っているようなつもりで歩く

『クッション挟み体操』でひざの内側を鍛えよう

日常生活においてひざの内側の筋肉を鍛えるには、左右のひざを常にピチッと閉じるような習慣をつけておくことが大切です。言い換えれば、股を安易に開かない習慣をつけるのです。

これを身につけるための作戦として、女性であれば、いつもミニスカートをはいているようなつもりで、男性であれば、いつも社長などのお偉方を目の前にしているようなつもりでいるといいのではないでしょうか。そうすれば、立っているときも座っているときも、居住まいがキリッとして、自然にひざが閉じるものです。

また、このひざを閉じる力をつけるために、『クッション挟み体操』を習慣にすることをおすすめします。これは、仰向けになって両ひざを立て、クッションをギューッと挟む体操です。ひざの内側の筋肉にできるだけの力を込め、力を入れたままの姿勢で30秒キープ。これを1回3セット、1日に1~3回行なうのです。

薄くてやわらかいクッションだとあまり力を込められないので、クッションは、なるべく厚めで弾力性があるものを用意するといいでしょう。

また、クッションの代わりに、子供の練習

クッション挟み体操

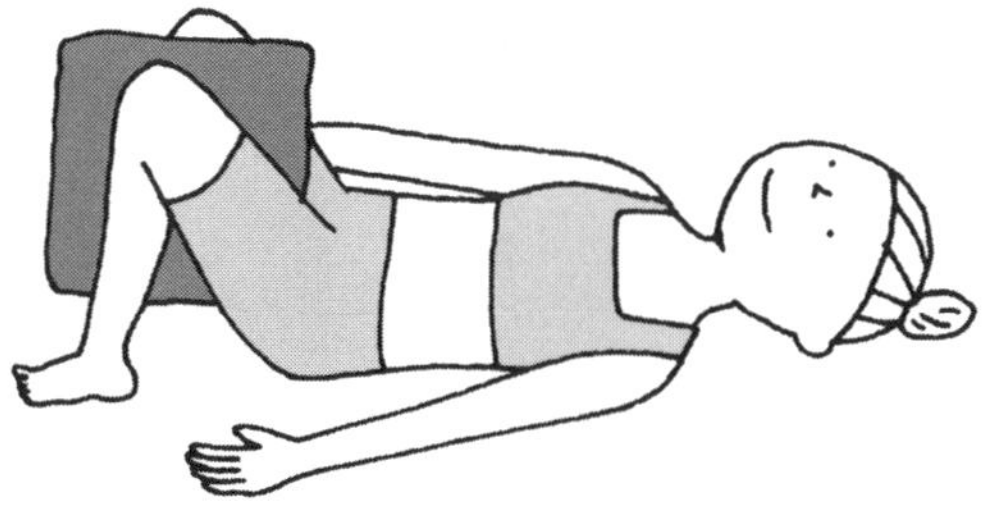

仰向けになり、両ひざを立て、ひざの間にクッションを挟む。「ひざの内側の筋肉」を使うのを意識しながら力を込めていき、そのままの姿勢を30秒キープする。その後、スッと力をゆるめる。この体操を３回繰り返す。

用のサッカーボールやドッジボールを利用するのもおすすめ。大人用の革張りのサッカーボールは、大きいうえに硬すぎるために、この体操には向かないのですが、子供の練習用だと、サイズも小さめで弾力もちょうどいいのです。

日頃からひざの内側を意識しよう

とにかく、ひざの内側の筋肉は、日常生活ではあまり使われないために、ちょっと運動不足の日々が続いただけで、てきめんに衰えていってしまいます。だから、こうしたひざを閉じる習慣や体操を心がけ、意識的に刺激を加える必要があるのです。

クッション挟み体操であれば、手間なく簡単に行なえるので、『簡易版・関節包内矯正』と組み合わせて、朝晩欠かさず行なうようにしてはいかがでしょうか。

O脚とひざ痛を防ぐ『タオル縛り運動』

ひざ痛のあるなしにかかわらず、O脚の方はたくさんいらっしゃいます。ここでは、O脚の矯正にたいへん効果的な運動をご紹介しましょう。

用意するのは、1本のタオルか手ぬぐい。椅子に浅く座って、そのタオルで両足の脛《すね》の辺りをややキツめに縛ります。そして、背を丸めて、両ひざの間に両腕を差し込んでいきます。少しずつ両腕を深く入れていき、最終的に両ひじが太ももの位置にくるまで入れてください。さらに、その状態で腕に力を込め、太ももを外側へ押していきます。これを朝晩、2～3回繰り返すのです。

この『タオル縛り運動』は、縛られている脛の部分に〝外側から内側への力〟が働き、太ももの部分には〝内側から外側への力〟が働きます。すなわち、O脚を進ませている状況とは〝逆方向〟の力が加わるために、O状に曲がった足をまっすぐに引き戻す効果が期待できるわけです。

なお、この体操を行なう際は、両足の脛骨はなるべくピチッと閉じて、両太ももの大腿骨を外へ押し広げていくような感覚で行なうといいでしょう。習慣にすれば、O脚の改善はもちろん、ひざ痛の予防や症状緩和にも大いに役立ってくれるはずです。

タオル縛り運動

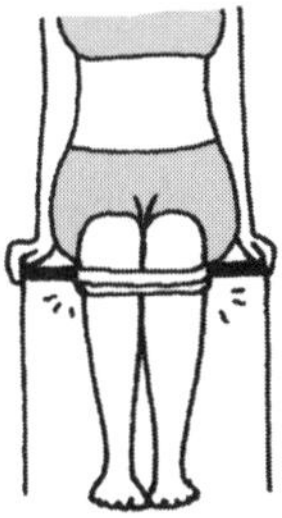

1

両足の脛の辺りをタオルでややキツめに縛る。

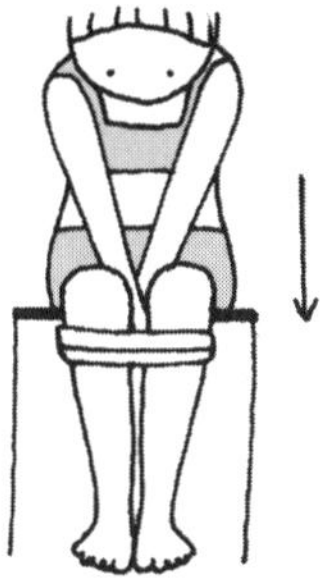

2

座ったまま、両ひざの間に両腕を差し込んで太ももを広げていく。背を丸めながら徐々に腕を深く入れていく。

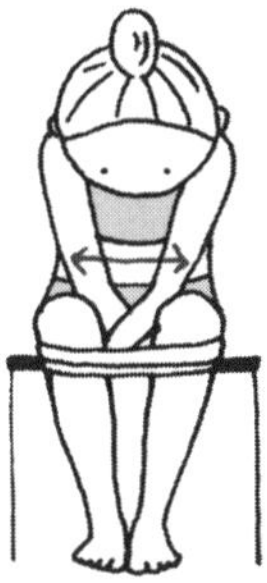

3

両ひじが太ももの位置にくるまで入ったら、その状態で腕に力を込めてひじで太ももを押し広げていく。**1**〜**3** を 2〜3 回繰り返す。

『8の字体操』で体をやわらかくしよう

8の字体操

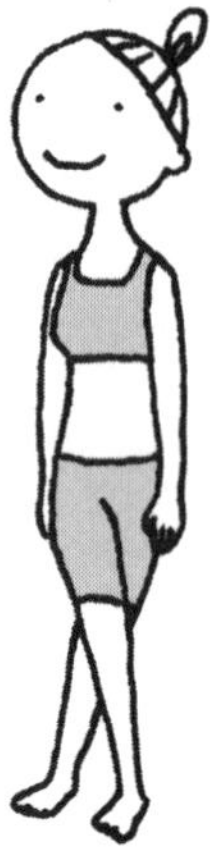

1

左右の足を交差させて立つ。

ひざ痛になりやすい人は、体が硬い傾向があります。

とくに、お尻から太ももの裏側にあるハムストリングスという筋肉が硬いと、体を曲げたり、ひざを曲げたりするときの伸縮性に影響が出やすくなるのです。そこで、ハムストリングスを刺激して、体をやわらかくするストレッチをご紹介しましょう。

平らな場所に立ち、左右の足を交差させてください。左右の手もひねって組んで、その状態のまま深く前屈します。そして、組んだ手を下に伸ばし、床に大きな「横8の字」を描くように、10回ほど回してください。

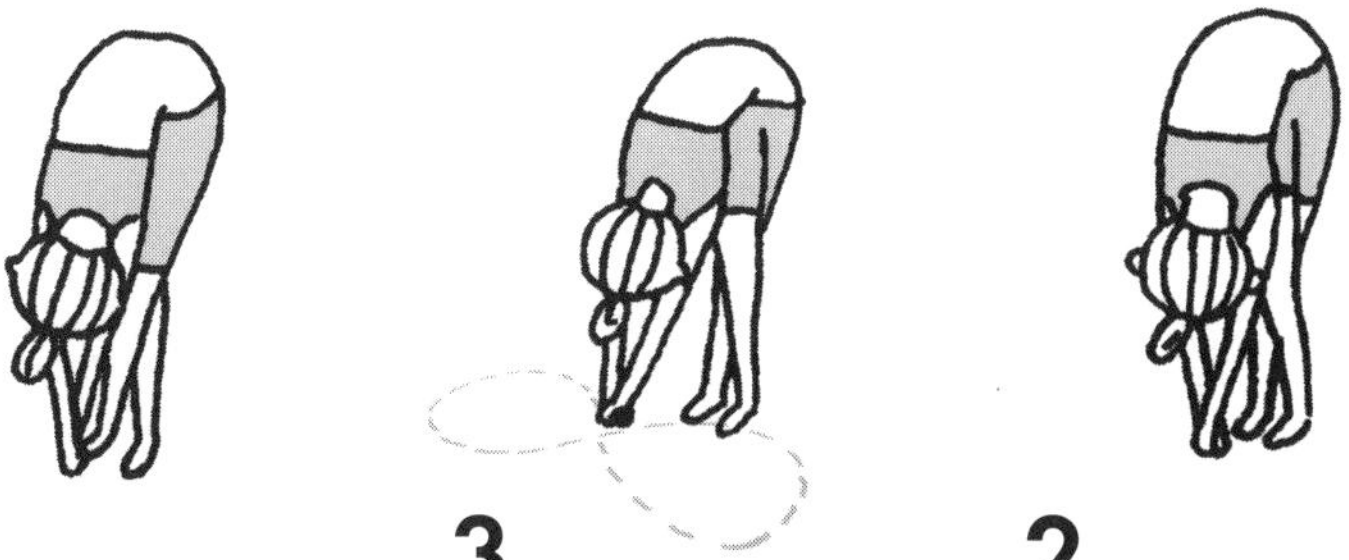

2
左右の手をひねって組み、腕を伸ばしたまま深く前屈する。

3
下に伸ばした手を組んだまま、大きく「横８の字」を描くように10回ほど回す。

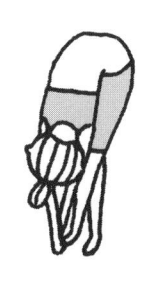

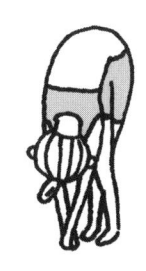

4
足の交差、手の組み方を逆にして、同じように前屈して「横８の字」を描くよう10回ほど回す。

さらに、足と手を左右逆に交差させたパターンも同様に行ないます。こちらも大きな「横8の字」を10回ほど描いてください。

これで終了です。おそらく、「横8の字」を描いている最中、ハムストリングスがさかんに刺激されているのが感じられたのではないでしょうか。

なお、この『8の字体操』では、やる前後に立位体前屈を行なうのがおすすめ。きっと、『ストレッチ前の立位体前屈』と、『ストレッチ後の立位体前屈』では、曲がる深さがかなり違ってくるはずです。それにより、いかに体がやわらかくなったかが実感できることでしょう。

関節という歯車をなめらかに動かすには、体がやわらかくほぐされていることも大切な要素。日頃から実践して、いつまでも健やかに動く関節をキープするようにしましょう。

あとがき

これまでに書かせていただいた「99%完治する」シリーズは、私の予想以上にたいへん大きな反響をいただきました。この場をお借りして、読んでいただいたみなさまに、お礼申し上げます。私としては、うれしい反面、「国民病」とさえ言われる『腰痛』『肩こり・首痛』『ひざ痛』に悩んでいる方やそのご家族がいかに多いか、改めて驚かされる結果となりました。

ＭＲＩをはじめ、これだけ医療機器が進歩しているにもかかわらず、なぜ、いまだに腰痛・首痛などが国民病として取り残されているのか。理由は、４つあると思います。

ひとつめの理由は、骨折など骨そのものに異常がある場合はレントゲンで発見・治療できますが、慢性疾患の場合、骨そのものの異常が原因と言い切れる場合が少ないということです。椎間板など軟部組織の異常が原因であることが多いため、事実上、ＭＲＩが診断の中心材料になる場合が多いと言えます。しかし、ＭＲＩ検査をしても、腰痛のない方の６割に腰椎椎間板ヘルニアが存在したり、逆に腰痛の方の８割に原因が見つからず『腰痛症』という診断が下されたりと、残念ながら万能ではありません。

そこで、患者さん自身が感知している症状を聞き出す『問診』が非常に重要になります。「体のどの辺がしびれるのか」「１日のどの時間帯に痛むのか」「どの姿勢・動作がラクかつらいか」

「普段どういう姿勢・動作が多いのか」「趣味は何か」「家族に同じような症状の方はいるか」など、少なくとも30分以上の問診が必要です。これによって、大半はより正確な診断ができるようになります。何より、たくさんお話をうかがうことで患者さんとの信頼関係が築け、一緒に疾患と戦うという意識を持つことができます。しかし、この方法はひとりの治療にたくさんの時間が必要となります。保険診療システムの拘束などのため、なかなかこのような形をとることができず、「3分診療」で終わってしまう医療機関も多くあります。これがふたつめの理由です。

3つめに挙げられるのは、現代の治療の大部分が、痛み止めの薬や神経ブロックなど、〝とりあえず痛みを抑えること〟に比重を置いている点です。「なぜ、このような痛みが出てきたのか」「どのようにしたら予防できるのか」という根本的な問題があまり掘り下げられていないのです。もっとも、こうした対症療法によって体を動かせるようになり、血流がよくなって結果的に治る場合もありますが、まだまだ、確率的に低いと感じています。

これまで多くの患者さんを診察し、かつ、私自身が腰痛・首痛に悩まされた経験から、症状の原因の大部分は、日常生活の姿勢・動作がカギを握っていると確信しています。現代の仕事は細分化され、同じ姿勢や動作が多いこと、パソコンや携帯電話の発達で下ばかりを向くようになったこと、交通手段の発達で歩行しなくなったことなどが痛み発症の主な原因なのです。

痛みをとるには『手術』という選択肢もありますが、それによって症状が解消したあとも同じ姿勢や動作を続けると、また同じ症状が出て、再手術を受けることになってしまいます。これは、たいへんもったいないことです。それでも、手術で症状が解消すればいいのですが、うまくいかないと、治療方法の範囲がかなり狭くなり、精神的にも参ってしまいます。手術の前にきちんとリハビリをすることは、とても大切なのです。私の知己の高名な手術専門の先生も「何でも手術するより、リハビリで治るならば絶対にそのほうがよい」と口癖のようにおっしゃいます。

つまり、普段の姿勢がいかに脊椎などに負担をかけているかを確認していただき、また、それに関する情報を伝えることこそが最大の治療であり、予防につながるのです。最近、私のクリニックでは世界初の3D姿勢予測装置を導入しました。これは、レーザーで姿勢を解析、患者さんご自身に現状を客観的に見ていただき、このままの姿勢をしていると将来的にどうなってしまうのかというところまでシミュレートできる機械です。これは、自分の状況を目で見て確認できるので、患者さんにはたいへんにご好評をいただいております。

最後に、腰痛などはいろいろな種類があるため、治療する側に、高度な知識とかなりの臨床経験がなければ、自信をもって患者さんに姿勢や体操などの指導をするのが難しいということが挙げられます。痛み止めの薬が中心の治療の場合、多くの医療機関では主に安静にするよう患者さんに指導しています。治療する側にとっては、大外れはないので無難な指導なのですが、心配性の患者さんにとっては、これが長期間苦しむサイクルにはまるきっかけになってしまうのです。心配性の患者さんはこのように言われると、家事を極端に少なくし、ベッドに横になり続けます。昼間動いていないので疲労が少なくなり、夜中眠れず痛みに集中してしまいます。すると、自律神経のバランスが崩れ、血管収縮の命令が強くなり、血流が不良になって治るはずの症状がよりいっそう不良になってしまうのです。

以上の4点が、なかなか関節痛の患者さんが減らない理由なのです。

今回はＤＶＤ付きで、書籍だけでは伝えきれない微妙なニュアンスを伝えられることになりました。これは、たいへんありがたいことです。この点は逆に現代技術に大いに助けられました。きっかけをいただきました高橋明さま、担当いただきました幻冬舎の藤原将子さま、ありがとうございました。

アドバイスをいただいております西島脊椎クリニックの西島雄一郎先生、帝京大学医学部附属溝口病院整形外科教授・出沢明先生、そして、患者さまでもある東京慈恵会医科大学の幡場良明准教授にこの場を借りてお礼申し上げます。

そして、日々、勉強の機会を与えてくださり、遠方から来てくださる当クリニックの患者さま、私を支えてくれております弊社のスタッフ及び家族に感謝いたします。

最後までお読みいただき、本当にありがとうございました。長年苦しめられている症状も、きちんと根本的な解決方法を見出せば大丈夫です。「関節痛は99％完治する」と重ねて、声を大にしてお伝えいたします。あきらめずにがんばりましょう！

２０１１年夏

酒井慎太郎

酒井慎太郎（さかい・しんたろう）

さかいクリニックグループ代表。柔道整復師。整形外科や腰痛専門病院、プロサッカーチームの臨床スタッフとしての経験を生かし、腰痛やスポーツ障害の疾患を得意とする。聖マリアンナ医科大学医学部解剖実習にて「関節包内機能異常」に着目。それ以来、関節包内矯正を中心に難治の腰痛やひざ痛の治療を1日170人以上行なっている。TBSラジオの「大沢悠里のゆうゆうワイド」やTOKYO FMでレギュラーを担当。スポニチや日刊ゲンダイで連載、スポニチではコラムも担当。多くのテレビ番組で「注目の腰痛治療」「神の手を持つ治療師」として紹介される。また、一般の方や医療関係者向けの勉強会を全国で行なうなど、啓蒙活動に取り組んでいる。ボクシング第36代WBC世界フライ級チャンピオン内藤大助選手、ボクシング第69代WBA世界フライ級チャンピオン坂田健史選手、プロレスラー故・三沢光晴選手、読売巨人軍元監督堀内恒夫さん、プロ野球城石憲之コーチ、プロ野球高橋由伸選手、プロサッカー岩本輝雄元選手、シンクロ銅メダル鈴木絵美子元選手、スピードスケート大菅小百合元選手、女優十朱幸代さん、俳優村井国夫さん、女優音無美紀子さん、女優秋野暢子さん、音楽プロデューサー松任谷正隆さん、ミュージシャン寺田恵子さん（SHOW-YA）、タレント笑福亭鶴瓶さん、タレント土田晃之さん、タレント山本博さん（ロバート）、タレント磯山さやかさん、シェフ松久信幸さん、指揮者奥村伸樹さん、アナウンサー原元美紀さん、テレビ東京アナウンサー大橋未歩さん、東京慈恵会医科大学の幡場良明先生などアスリートやタレント、医療関係者の治療も手掛ける。著書に『「体の痛み」に耳をすます早わかり事典』（現代書林）、『荷重関節をゆるめれば「腰・首・ひざ」の痛みの9割は自分で治せる!』（永岡書店）、『腰痛は99%完治する』『肩こり・首痛は99%完治する』『ひざ痛は99%完治する』（以上、小社）など多数ある。

ホームページ http://www.sakai-clinic.co.jp

【書籍】

カバーデザイン／AD・渡邊民人　D・荒井雅美（TYPEFACE）

本文イラスト／坂木浩子

本文デザイン・DTP／荒井雅美（TYPEFACE）

編集協力／高橋明

【DVD】

制作／株式会社フラッグ

モデル／北村舞（オスカープロモーション）

ヘアメイク／村田真弓

イラスト／坂木浩子

好評既刊「99%完治する」シリーズ

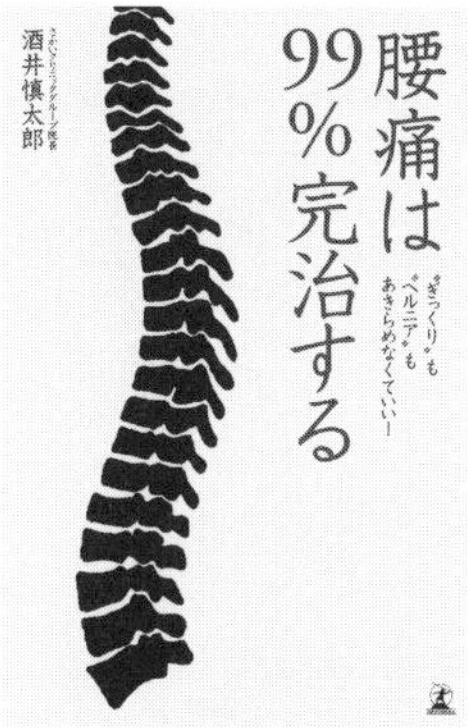

腰痛は99%完治する
〝ぎっくり〟も〝ヘルニア〟もあきらめなくていい！

痛みの原因は腰ではなく、
「仙腸関節」にある！

デスクワークで長く座っているのがきつい
手術をしたのに、ヘルニアが再発してしまった
病院に行っても湿布１枚で帰されてしまう
マッサージや鍼灸でそのつど痛みをとっている
……**というあなた、その痛み、必ず治ります！**

定価（本体価格 952 円＋税）

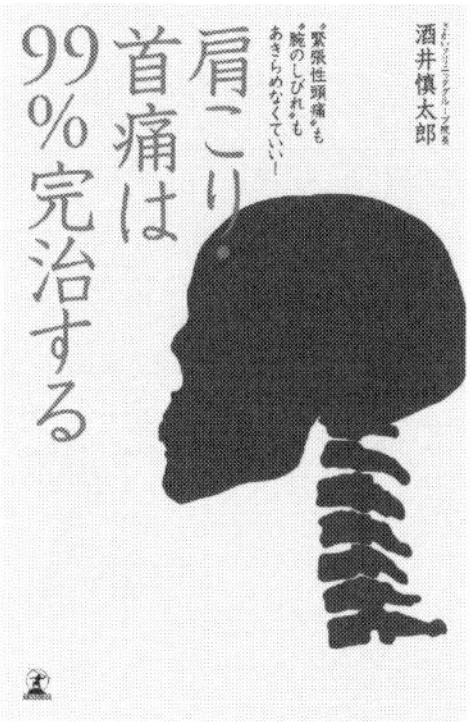

肩こり・首痛は99%完治する
〝緊張性頭痛〟も〝腕のしびれ〟もあきらめなくていい！

「肩がつらい」→「マッサージに行く」の
くり返しは、もうやめよう！

こりがひどくなると、いつも頭痛や吐き気がする
首や肩が鉄板のようにガチガチになっている
肩こりだけでなく、手までしびれてきた
くしゃみをすると、首や肩が響くように痛む
……**というあなた、その痛み、必ず治ります！**

定価（本体価格 952 円＋税）

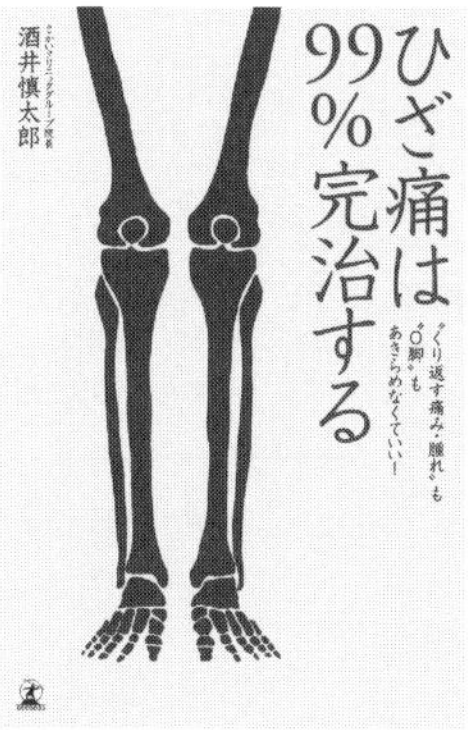

ひざ痛は99%完治する
〝くり返す痛み・腫れ〟も〝Ｏ脚〟もあきらめなくていい！

朝起きたとき・イスに座った瞬間・
歩きはじめの「痛っ！」がなくなる

ぶつけたわけでもないのに、ひざの内側がチクチク痛む
ひざをまっすぐに伸ばせず、正座がつらい
階段の上り下りが苦手
ひざが痛む時期と痛まない時期をくり返している
……**というあなた、その痛み、必ず治ります！**

定価（本体価格 952 円＋税）

実践編　関節痛は99%完治する
〝腰痛〟も〝肩こり・首痛〟〝ひざ痛〟もあきらめなくていい！

2011年9月20日　第1刷発行
2013年3月25日　第2刷発行

著　者　酒井慎太郎

発行者　見城 徹

発行所　株式会社 幻冬舎
〒151-0051 東京都渋谷区千駄ヶ谷4-9-7
電話　03(5411)6211(編集)　03(5411)6222(営業)
振替　00120-8-767643
印刷・製本所　株式会社 光邦

検印廃止

ISBN978-4-344-02038-2 C0095
幻冬舎ホームページアドレス　http://www.gentosha.co.jp/
この本に関するご意見・ご感想をメールでお寄せいただく場合は、
comment@gentosha.co.jpまで。